Informatorium voor Voeding en Diëtetiek

Majorie Former • Gerdie van Asseldonk
Jacqueline Drenth • Caroelien Schuurman
(Redactie)

Informatorium voor Voeding en Diëtetiek

Dieetleer en Voedingsleer
– Supplement 97 – december 2017

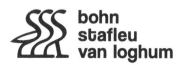

bohn
stafleu
van loghum

Houten 2017

Redactie

Majorie Former
Almere, Nederland

Jacqueline Drenth
Garrelsweer, Nederland

Gerdie van Asseldonk
Delft, Nederland

Caroelien Schuurman
Den Hoorn, Nederland

ISBN 978-90-368-1986-2   ISBN 978-90-368-1987-9 (eBook)
https://doi.org/10.1007/978-90-368-1987-9

NUR 893
Basisontwerp omslag: Studio Bassa, Culemborg
Automatische opmaak: Scientific Publishing Services (P) Ltd., Chennai, India

Bohn Stafleu van Loghum
Walmolen 1
Postbus 246
3990 GA Houten

www.bsl.nl

Voorwoord bij supplement 97

December 2017

In dit supplement zijn vijf hoofdstukken op het gebied van diëtetiek geactualiseerd:

1. 'Voeding bij brandwonden', geschreven door mevr. G.C. Wesseling-Keuning, diëtist in het Martini Ziekenhuis te Groningen.

   Bij de behandeling van patiënten met brandwonden staan het behoud van leven, het functioneel herstel en het beperken van invaliderende littekens centraal. De behandeling van deze patiënten vraagt om een multidisciplinaire aanpak om de gevolgen van het letsel adequaat te kunnen bestrijden. Voeding speelt een belangrijke rol in de verschillende fasen van de behandeling.

2. 'Voeding bij dementie', geschreven door mevr. P.M. Boot en mevr. C.H.A. van den Broek, diëtisten bij Novicare in Best, en mevr. M. Lautenbach, diëtist bij Zorggroep Groningen.

   Dementie is een verzamelnaam van ruim vijftig ziekten en komt met name voor bij ouderen. De meest voorkomende vorm is de ziekte van Alzheimer. Dementie begint meestal sluipend en ontwikkelt zich geleidelijk. Voeding speelt mogelijk een rol bij dementie: tekorten in bepaalde micronutriënten kunnen voorkomen bij cognitieve achteruitgang of mogelijk bijdragen aan cognitieve achteruitgang. De behandeling van dementie inclusief de voedingsproblemen gebeurt door een multidisciplinair team en is afgestemd op de individuele situatie van de dementerende. De diëtist speelt een belangrijke rol in het multidisciplinaire team.

3. 'Voeding bij galblaas- en leveraandoeningen', geschreven door mevr. A.S. Donker, diëtist LUMC, Leiden.

   De galblaas is de opslagplaats voor de galvloeistof die in de lever wordt gemaakt. Galstenen komen vaker voor bij mensen met overgewicht en/of een verkeerde leefstijl. Het aanpassen van leefstijlfactoren, bijvoorbeeld door bepaalde dieetmaatregelen en een actieve leefstijl, kan bijdragen aan de preventie van galstenen. De lever is een belangrijk orgaan voor de stofwisseling van koolhydraten, eiwitten en vetten. Bovendien zorgt de lever voor afbraak van schadelijke stoffen, zoals alcohol en medicatie. Veel leverziekten kunnen uiteindelijk leiden tot levercirrose. Dieetmaatregelen hebben als doel het behouden of verbeteren van de voedingstoestand, het verbeteren van de lever-functie, het voorkomen van complicaties en verminderen van klachten bij complicaties en het ondersteunen van de werking van de medicatie. Vaak is suppletie van bepaalde vitaminen of mineralen nodig.

4. 'Voeding van de oudere mens', geschreven door mevr. prof. dr. ir. C.P.G.M. de Groot, mevr. dr. ir. O. van de Rest en mevr. dr. ir. A. Haveman-Nies, allen ver-bonden aan de afdeling Humane Voeding van de Wageningen Universiteit.

Als de mens ouder wordt, treden er fysiologische veranderingen op en komen ziekte en beperkingen vaker voor. Deze veranderingen hebben onder meer effect op de energiebehoefte en op de eiwitbehoefte. Voor ogenschijnlijk gezonde ouderen verandert de behoefte aan vitaminen en mineralen nauwelijks. Dat betekent dat bij een verlaagde energie-inneming de vitamine- en mineralen-dichtheid van de voeding moet toenemen. Dit kan bereikt worden door een ver-schuiving in de voedselkeuze, wat niet eenvoudig te bereiken is bij ouderen met weinig eetlust. Behalve fysiologische veranderingen en ziekten kunnen medi-cijngebruik en sociaal-psychologische problemen een effect hebben op de voe-dingsgewoonten. In dit hoofdstuk worden de meest gesignaleerde problemen in de voeding van ouderen besproken en er worden enkele praktische adviezen gegeven.

5. 'Nederlandse Vragenlijst voor Eetgedrag en de diëtist', geschreven door mevr. prof. dr. T. van Strien, Sectie Klinische Psychologie, Behavioural Science Institute, Radboud Universiteit Nijmegen, en de Afdeling Gezondheidswetenschappen, Faculteit der Bètawetenschappen, Vrije Universiteit Amsterdam.

Slechts bij tien tot maximaal twintig procent van de deelnemers leidt een vermageringsprogramma tot blijvend gewichtsverlies. De rest heeft het ver-loren gewicht er weer snel aan, soms zelfs met rente: het beruchte jojoën. In dit hoofdstuk komen mogelijke verklaringen voor deze gewichtstoename aan de orde en op welke wijze potentieel succesvolle of niet-succesvolle 'lijners' eenvoudig en valide met behulp van de Nederlandse Vragenlijst voor Eetgedrag (NVE) kunnen worden opgespoord. Hiertoe zullen de achtergrond en toepas-sing van de NVE worden besproken, evenals de rol die de diëtist hierbij kan spelen.

Met dank aan de auteurs en redactieleden is dit weer een waardevolle bijdrage aan het *Informatorium voor Voeding en Diëtetiek* geworden.

Met vriendelijke groet,
Majorie Former, hoofdredacteur

Inhoud

Hoofdstuk 1
Voeding bij brandwonden

December 2017

G.C. Wesseling-Keuning

Samenvatting Bij de behandeling van patiënten met brandwonden staan het behoud van leven, het functioneel herstel en het beperken van invaliderende littekens centraal. De behandeling van deze patiënten vraagt om een multidisciplinaire aanpak om de gevolgen van het letsel goed te kunnen behandelen. Voeding speelt een belangrijke rol in de verschillende fasen van de behandeling. Optimale voeding bevordert de wondgenezing en helpt complicaties voorkomen. Om de darmintegriteit te behouden en om tegemoet te komen aan de verhoogde energiebehoefte wordt aangeraden de voedingstherapie zo snel mogelijk te starten. Nauwkeurige registratie van onder andere het lichaamsgewicht, de hoeveelheden toegediend vocht en toegediende voeding en de urineproductie is noodzakelijk. Factoren die de inname van voeding belemmeren, vormen een risico. Te verwachten knelpunten zijn onder andere de vele operaties en wondbehandelingen, vertraagde maagontlediging, verminderde eetlust en psychische belasting. De diëtist zoekt, samen met andere leden van het multidisciplinaire behandelteam, naar oplossingen om te voorkomen dat de patiënt te weinig voeding binnenkrijgt. Iedereen ondersteunt en motiveert de patiënt met brandwonden hierbij.

1.1 Inleiding

Bij de behandeling van patiënten met brandwonden staan het behoud van leven, het functioneel herstel en het beperken van invaliderende littekens centraal. Zorgdragen voor een optimale voeding is een essentieel onderdeel hiervan. De behandeling van brandwonden vraagt om een multidisciplinaire aanpak om de gevolgen van het letsel goed te kunnen behandelen.

G.C. Wesseling-Keuning (✉)
Martini Ziekenhuis, Groningen, Nederland

© Bohn Stafleu van Loghum, onderdeel van Springer Media B.V. 2017
M. Former et al. (Red.), *Informatorium voor Voeding en Diëtetiek*,
https://doi.org/10.1007/978-90-368-1987-9_1

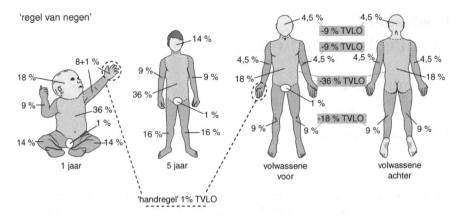

Figuur 1.1 Vaststellen uitgebreidheid TVLO aan de hand van de 'regel van negen'. Bron: Boxma (2015)

1.2 De brandwond

Men spreekt van een brandwond wanneer één of meer huidlagen beschadigd zijn als gevolg van hete vloeistoffen, contact met hete oppervlakken, vuur, ultraviolette/infrarode straling, radioactiviteit, elektriciteit of chemische middelen. De ernst van een brandwond wordt bepaald door het percentage totaal verbrand lichaamsoppervlak (% TVLO), de diepte van de brandwond, de lokalisatie, complicerende factoren en de oorzaken van de verbranding (Boxma 2015; WHO 2016).

1.2.1 Percentage totaal verbrand lichaamsoppervlak (% TVLO)

Kennis over de grootte van de brandwond is van belang omdat dit gegeven een rol speelt bij het vaststellen van de vocht- en voedingsbehoefte. Voor bepaling van het percentage totaal verbrand lichaamsoppervlak (% TVLO) van met name uitgebreidere brandwonden wordt gebruikgemaakt van de regel van negen (fig. 1.1). Hierbij wordt het lichaam verdeeld in compartimenten (van een veelvoud) van 9 %, waarna door het intekenen van de brandwond in een dergelijk schema een inschatting van het percentage TVLO kan worden gemaakt. In de regel van negen telt het hoofd-halsgebied mee voor 9 %, iedere arm voor 9 % en de voorzijde van de romp, de achterzijde van de romp en een been voor elk 18 %. Perineum en genitaal zijn 1 % van het lichaamsoppervlak (Boxma 2015).

A BURN CHART

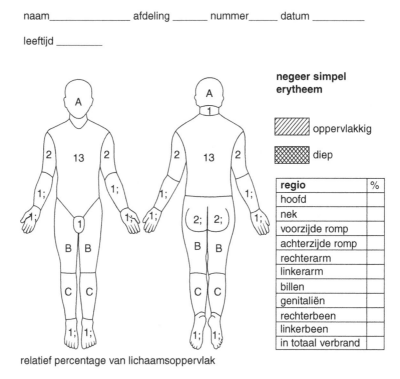

naam_____ afdeling _____ nummer_____ datum _____

leeftijd _____

relatief percentage van lichaamsoppervlak

regio	%
hoofd	
nek	
voorzijde romp	
achterzijde romp	
rechterarm	
linkerarm	
billen	
genitaliën	
rechterbeen	
linkerbeen	
in totaal verbrand	

negeer simpel erytheem

oppervlakkig

diep

regio	leeftijd 0	1	5	10	15	volwassene
A = 1/2 van het hoofd	9½	8½	6½	5½	4½	3½
B = 1/2 van de heup	2¾	3¼	4	4½	4½	4¾
C = 1/2 van één onderbeen	2½	2½	2¾	3	3¼	3½

Figuur 1.2 Lund-Browder-kaart. Bron: Boxma (2015)

Voor kleinere brandwonden wordt vaker gebruikgemaakt van de handregel die luidt dat één zijde van de hand van de patiënt met aaneengesloten vingers 1 % uitmaakt van het lichaamsoppervlak.

Het is van belang rekening te houden met andere lichaamsverhoudingen bij kleinere kinderen: bij een pasgeborene is het hoofd 18 % en is een been 14 %. Ieder levensjaar gaat er 1 % van het hoofd af en komt er bij elk been 0,5 % bij. Rond de leeftijd van 10 jaar zijn de lichaamsverhoudingen van kinderen dus gelijk aan die van volwassenen. In de brandwondencentra hanteert men vaker de wat gedetailleerdere Lund-Browder-kaarten (Boxma 2015; fig. 1.2).

1.2.2   Diepte van de brandwond

Een tweede belangrijke factor om de ernst te bepalen is de diepte van een brandwond. Afhankelijk van de diepte van de verbranding is er sprake van een eerstegraads-, tweedegraads- of derdegraadsverbranding (fig. 1.3).

1.2.2.1   Eerstegraadsverbranding

Het meest oppervlakkige letsel is de eerstegraadsverbranding. Hierbij is er geen sprake van een wond, maar van ontstekingsverschijnselen, zoals roodheid, warmte, enige zwelling en pijn. Er wordt daarom gesproken van een verbranding in plaats van een brandwond. Deze wordt niet meegeteld bij de bepaling van het percentage TVLO. Een eerstegraadsverbranding ontstaat bijvoorbeeld bij te lang onbeschermde blootstelling aan de zon.

1.2.2.2   Tweedegraadsverbranding

Tweedegraadsbrandwonden zijn onder te verdelen in oppervlakkige en diepe brandwonden. Bij oppervlakkige tweedegraadsbrandwonden zijn opperhuid (epidermis) en het meest oppervlakkig gelegen deel van de lederhuid (dermis) aangedaan. Ze zijn zeer pijnlijk door blootliggende zenuwuiteinden. De bodem van de wond bevat veel vitaal gebleven epitheliale elementen, waardoor een dergelijke wond bij goede behandeling meestal binnen veertien dagen geneest, veelal zonder significante littekenvorming.

Bij diepe tweedegraadsbrandwonden met beschadiging tot diep in de dermis kan de genezing soms meer dan drie weken op zich laten wachten. Hiermee bestaat tevens de kans op een blijvende gestoorde structuur. Vaak leiden deze wonden tot ontsierende littekens.

1.2.2.3   Derdegraadsverbranding

Bij een derdegraadsbrandwond zijn zowel de opperhuid als de lederhuid volledig beschadigd tot in het onderhuids vetweefsel. Een derdegraadsbrandwond is wit, beige/bruin of zwart, droog en leerachtig en de wond is nauwelijks pijnlijk omdat de zenuwen zijn aangetast. Omdat de bodem geen enkel epitheliaal element meer bevat, moeten vrijwel al deze wonden operatief worden behandeld door excisie en zo nodig huidtransplantatie.

Afgezien van een contactverbranding door langdurige expositie aan bijvoorbeeld een hete radiator of heet strijkijzer is er zelden sprake van een strikte derdegraadsbrandwond. Meestal is de brandwond heterogeen en wisselen oppervlakkige

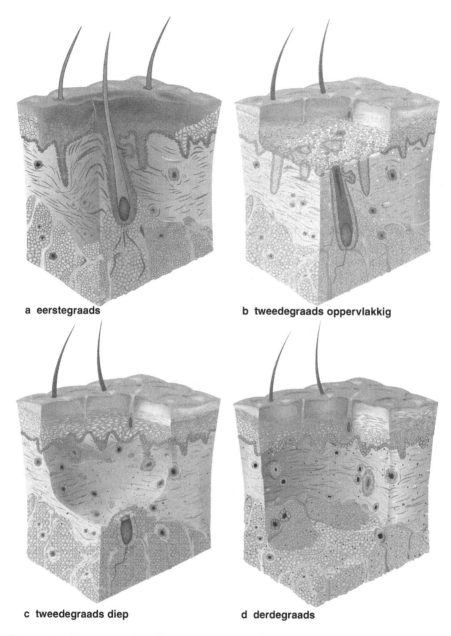

a eerstegraads   **b tweedegraads oppervlakkig**

c tweedegraads diep   **d derdegraads**

Figuur 1.3 Graden van verbranding. (Bron: www.brandwondenstichting.nl)

en diepere delen elkaar af. Daarnaast is de brandwond dynamisch, waardoor in de eerste dagen het aspect van de wond kan veranderen door secundaire verdieping van aanvankelijk oppervlakkige brandwonden (Boxma 2015).

1.2.2.4 Diagnostiek

Een goede diagnose van de diepte van de brandwond is belangrijk voor het bepalen van de behandelmethode. Bepaling van de diepte van een brandwond geschiedt op basis van het subjectief klinisch oordeel van de behandelaar, waarbij de anamnese (waardoor, hoe heet, hoeveel, hoelang was de contactduur, welke eerstehulpmaatregelen?) en het onderzoek (blaaraspect, kleur en aspect van de wond, capillaire refill, en soepelheid en pijnlijkheid van de wond) van belang zijn (Boxma 2015).

De capillaire refill-test geeft informatie over de circulatie in de lederhuid. Door met een steriele handschoen aan op de brandwond te drukken en daarna los te laten is te zien hoe snel de capillairen zich weer met bloed vullen. Vertraging of afwezigheid van de refill wijst op beschadiging tot diep in de lederhuid. Bij normale of weinig gestoorde capillaire refill is de circulatie intact en is de lederhuid dus niet ernstig aangedaan.

Met de laser doppler imaging-techniek (LDI) kan de mate van de doorbloeding van de huid worden gemeten. Hiermee kan onderscheid worden gemaakt tussen vitaal weefsel en volledig verbrande huid. Deze techniek geeft al vroeg, variërend van 48 uur tot vijf dagen na het ongeval, meer duidelijkheid over de genezingspotentie en kan, indien nodig, leiden tot sneller operatief ingrijpen (Hop et al. 2012).

1.2.3 Lokalisatie van de brandwond en complicerende factoren

De ernst van de brandwond is ook afhankelijk van de lokalisatie. Zo moet men bij een verbranding van het aangezicht rekening houden met de mogelijkheid van een inhalatieletsel. Diepere verbrandingen van de handen of over de gewrichten veroorzaken vaak blijvende beperkingen en invaliditeit.

Bij brandwonden aan perineum en genitaliën ontstaan problemen bij mictie en defecatie. Om deze reden worden er bij de behandeling speciale eisen gesteld aan de hygiëne. Deze brandwonden leidden vroeger vaak tot de dood door infectie vanuit het maag-darmkanaal. Overige complicerende factoren zie je bij multitraumapatiënten, bijvoorbeeld in de vorm van fracturen of letsels aan lever, milt en nieren (Boxma 2015).

1.2.4 Bijzondere oorzaken van de brandwond

Ten slotte speelt de oorzaak van de verbranding een belangrijke rol in het bepalen van de ernst van de brandwond. Naast vuur en hete vloeistoffen kunnen ook chemicaliën en elektriciteit ernstige brandwonden veroorzaken. Bij chemicaliën kan

door penetratie van de chemische stof in het lichaam systemische toxiciteit met
levensbedreigende complicaties ontstaan. Verbrandingen door elektriciteit kunnen
onder andere leiden tot cardiale problemen (Boxma 2015).

1.3   Prevalentie

In Nederland bezoeken jaarlijks gemiddeld 12.000 mensen met brandwonden
een spoedeisende hulp (SEH) en worden 1900 patiënten opgenomen in een ziekenhuis. In Nederland vindt gespecialiseerde brandwondenzorg plaats in drie
brandwondencentra:

- het Rode Kruis Ziekenhuis in Beverwijk (sinds 1974);
- het Martini Ziekenhuis in Groningen (sinds 1979);
- het Maasstad Ziekenhuis in Rotterdam (sinds 1986).

In de periode van 2007–2011 waren er gemiddeld 622 acute opnames per jaar ten
gevolge van brandwonden in deze drie brandwondencentra.

Naast acute opnames worden in de Nederlandse brandwondencentra ook pati-
enten met ander acuut huidletsel opgenomen, zoals necrotiserende fasciitis of
toxische epidermale necrolyse (TEN). Tevens worden patiënten opgenomen voor
een heropname of een opname voor reconstructieve chirurgie na brandwonden.
Dit resulteert in een gemiddeld aantal opnames van circa 1000 per jaar in een
Nederlands brandwondencentrum, waarbij een aantal patiënten meerdere keren zal
zijn opgenomen (Baar et al. 2015).

1.3.1   Risicogroepen

Jonge kinderen van 0–4 jaar worden beduidend vaker behandeld voor brandwonden dan andere leeftijdsgroepen. Ongeveer 30 % van de patiënten die worden
opgenomen, valt in deze leeftijdscategorie. Snelle motorische ontwikkelingen in
deze leeftijdsfase, bijvoorbeeld het gaan staan en optrekken, dragen bij aan een
hoge prevalentie van verbrandingen, met name door hete vloeistoffen.

Mannen zijn oververtegenwoordigd met 67 % van de opnamen. Ze worden tweemaal zo vaak opgenomen met acute brandwonden als vrouwen. Bij jongvolwassenen zijn de jongens, met 74 % van de opnamen, nog sterker vertegenwoordigd.

Naast leeftijd en geslacht wordt de sociaal-economische status gezien als een
belangrijke risicofactor voor het oplopen van brandwonden. Recente Nederlandse
gegevens hierover zijn nog niet gepubliceerd. Internationaal is echter veel onderzoek gedaan naar de relatie tussen brandwonden en sociaal-economische status. Er
worden verhoogde risico's gerapporteerd bij recente immigranten, lage inkomens-
groepen, alleenstaanden, grote gezinnen, lage opleidingsniveaus en slechte behui-
zing. Naast het grotere risico op het krijgen van brandwonden in groepen met een

lagere sociaal-economische status is ook een grotere ernst van de brandwonden in deze groep beschreven. Onduidelijk is in hoeverre verhoogde risico's ook gelden voor de Nederlandse situatie.

Een andere belangrijke risicofactor is comorbiditeit. Wereldwijd verhogen epilepsie, perifere neuropathie en andere lichamelijke en cognitieve beperkingen het risico op brandwonden. Epilepsie is vooral in de landen met een lagere levensstandaard een risicofactor. Perifere neuropathie, veroorzaakt door bijvoorbeeld diabetes mellitus, resulteert in een verlies van gevoel in de extremiteiten. Patiënten met perifere neuropathie hebben een hoger risico op brandwonden veroorzaakt door hete vloeistoffen. Fysieke of cognitieve beperkingen zijn een aparte risicofactor voor het krijgen van brandwonden (Baar et al. 2015).

Een kwart tot de helft van de patiënten opgenomen in een brandwondencentrum had voorafgaand aan het ongeval psychische problemen. De meest voorkomende diagnoses zijn depressie, psychoses, persoonlijkheidsstoornissen en alcohol- en drugsmisbruik. Een ander probleem dat relatief oververtegenwoordigd is, is suïcidaliteit. Het betreft de mensen die een poging tot zelfverbranding of zelfdoding ondernemen, al dan niet in een psychotische episode (Loey en Kolkema 2015).

1.4   Etiologie

De oorzaak van de brandwonden varieert per leeftijdsgroep. Hete vloeistofverbrandingen zijn dé oorzaak van brandwonden bij jonge kinderen in de brandwondencentra. Voorbeelden van hete vloeistofverbrandingen zijn het over zich heen trekken van een kop hete thee en het omtrekken van een waterkoker.

In alle andere leeftijdsgroepen zijn vlamverbrandingen het meest voorkomend. Voorbeelden van vlamverbrandingen zijn een verbranding door een steekvlam na gebruik van brandbare vloeistoffen, zoals spiritus bij een barbecue, en bio-ethanol als brandstof voor sfeerhaarden en sfeerlichtjes. Een vlamverbranding kan zich ook voordoen door het gebruik van brandbare vloeistoffen bij het klussen.

Ongeveer 80 % van de ongelukken vindt thuis plaats: zowel in huis als in de directe omgeving, zoals de tuin of de garage. De meeste brandwonden bij kinderen en ouderen ontstaan in de keuken en de badkamer; 10 % van de brandwonden ontstaat tijdens recreatieve activiteiten. Vaak worden deze veroorzaakt door onjuist gebruik van een gastank of barbecue. Daarnaast ontstaan brandwonden tijdens het werk. Dit komt vaak door onzorgvuldig handelen tijdens werkzaamheden, bijvoorbeeld bij het gebruik van brandbare vloeistoffen (Baar et al. 2015).

1.5   Prognose

De prognose hangt af van de grootte, de diepte en de lokalisatie van de brandwonden en van factoren als de leeftijd van de patiënt, nevenletsels en nevenafwijkingen. Brandwonden kunnen het metabolisme ernstig verstoren. Grote verschuivingen in de vocht-, elektrolyten-, energie- en voedingsstoffenbalans leiden soms tot levensbedreigende complicaties. De ernst van een thermisch letsel wordt bepaald door de grootte, de diepte en de lokalisatie ervan.

Bij verbranding kan door het inademen van hete en/of toxische gassen ernstige schade aan de ademhalingswegen ontstaan. Dit inhalatieletsel maakt de behandeling gecompliceerder en heeft een ongunstige invloed op de mortaliteit.

De leeftijd speelt een zeer belangrijke rol bij de overlevingskansen. Jonge kinderen onder de 4 jaar en ouderen hebben een slechte prognose, ook bij betrekkelijk kleine brandwonden. Voor volwassenen wordt wel de regel van Baux gehanteerd (kader Regel van Baux). Hiermee kan een ruwe inschatting worden gemaakt van de overlevingskansen.

Regel van Baux
De regel luidt als volgt:

de leeftijd in jaren + percentage TVLO

Wanneer de som van het TVLO in procenten en de leeftijd in jaren 100 is, is de overlevingskans ongeveer 50 %. Bij een som boven de 160 is praktisch gezien de prognose infaust – het slachtoffer zal vrijwel altijd aan de brandwond(en) overlijden (Boxma 2015).

Bij interpretatie van de Baux-score moet rekening worden gehouden met andere complicerende factoren, zoals de diepte van de brandwond (is er op afzienbare termijn spontane genezing te verwachten van oppervlakkige brandwonden?), de aanwezigheid van een inhalatieletsel, eventuele comorbiditeit en een specifiek beloop bij bijzondere verbrandingsvormen, zoals wordt gezien bij chemische of (hoog-voltage) elektriciteitsverbrandingen.

1.6 Anatomie en pathologie

De huid (fig. 1.4) is het grootste orgaan van het lichaam en heeft de volgende functies (Bernards en Bouwman 1994; Ulrich 2015).

– Regeling van de lichaamstemperatuur. Het verlies van lichaamswarmte wordt beperkt door vernauwing van de bloedvaten in de huid. Wanneer de lichaamstemperatuur stijgt, wordt door middel van transpiratie en verwijding van de bloedvaten hitte afgestaan. Warmtevorming en warmteafgifte zijn zo op elkaar afgestemd dat er een tamelijk constante lichaamstemperatuur ontstaat: tussen 36,5 °C en 37,2 °C in de okselholte. Het warmtecentrum in de hersenen reguleert dit systeem door de rechtstreekse inwerking van de warmte van het bloed op dit centrum.
– Bescherming van het lichaam tegen mechanische en chemische beschadigingen van buitenaf en het binnendringen van bacteriën.

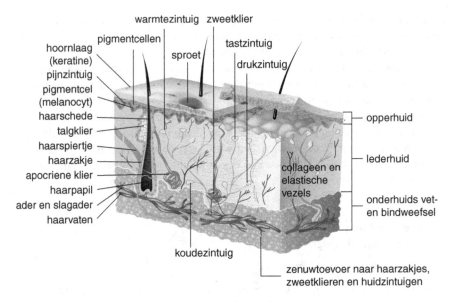

Figuur 1.4 Dwarsdoorsnede van de huid. Bron: Ulrich (2015)

– In de huid bevinden zich receptoren voor pijn, druk, vibratie, warmte en koude, waardoor 'communicatie' met de buitenwereld mogelijk is.
– Bescherming tegen vochtverlies. Een complex van hoornstof (keratine) en vetachtige stoffen (lipoïden) in de hoornlaag van de opperhuid gaat al te sterke verdamping van water tegen.
– Afscheiding van talg, waardoor de huid en haren soepel blijven.
– Uitscheiding van afvalproducten van het lichaam via de zweetklieren.
– Aanmaak van vitamine D onder invloed van zonlicht.
– Bepaling van uiterlijk (esthetische functie).

1.6.1 Gevolgen van functieverlies huid

Brandwonden vormen een grote bedreiging doordat functies van de huid verloren gaan. Zo is het dode weefsel een ideale voedingsbodem voor micro-organismen. Iedere brandwond raakt in de loop van de tijd besmet met micro-organismen, waardoor een infectie kan ontstaan. Hoe groter het oppervlak van de brandwonden, des te groter wordt de kans op deze complicatie. De behandeling is erop gericht het dode weefsel zo snel mogelijk te verwijderen. Vaak gebeurt dat operatief, waarna de wonden worden gesloten met huidtransplantaten. Voordat het dode weefsel wordt verwijderd, wordt gepoogd de bacteriegroei zo veel mogelijk te voorkomen of te remmen met behulp van antimicrobiële crèmes. Tevens wordt ernaar gestreefd de patiënt in een optimale conditie te houden, zodat hij zich te weer kan stellen tegen bedreigende infecties, hetgeen betekent dat onder andere het immuunapparaat zo goed mogelijk dient te functioneren.

De huid verliest door brandwonden zijn rol bij de temperatuurregulatie. Er treedt veel warmteverlies op. Het warmtecentrum in de hersenen reageert hierop door de 'thermostaat' hoger af te stellen. Het rustmetabolisme stijgt en de lichaamstemperatuur is meestal enkele graden hoger dan normaal.

Via de beschadigde, verbrande huid verliest het lichaam veel lichaamsvocht, doordat in de huid een lipoïdcomplex beschadigt dat normaal waterverlies voorkomt. Daarbij gaan behalve water ook veel zouten, eiwitten en andere nuttige stoffen verloren. Het waterverlies vindt voor het grootste deel plaats door verdamping aan het lichaamsoppervlak. De hiervoor benodigde energie wordt aan het lichaam onttrokken. Voor de verdamping van één liter water bij kamertemperatuur is ongeveer 2450 kJ (580 kcal) nodig (Bernards en Bouwman 1994).

1.7 Symptomen en complicaties

Bij de patiënt met brandwonden zijn drie fasen met specifieke metabole reacties en interventies te onderscheiden. In de eerste fase, de shockfase, staat het in evenwicht brengen van de water- en elektrolytenhuishouding centraal. Deze fase duurt ongeveer 48 uur.

De tweede fase, de katabole fase, ook wel de acute fase genoemd, kan enkele weken duren. In deze fase staat het voorkómen van complicaties ten gevolge van het hoge metabolisme en de afbraak van het lichaamseiwit centraal. De vocht- en elektrolytenbalans kunnen verstoord raken door groot verlies van vocht en elektrolyten via de wonden en bij operaties.

In de derde fase komt de patiënt uiteindelijk in een anabole toestand. Het metabolisme daalt, de energieverliezen nemen af en de herstelfase treedt in (Oen-Coral en Verweij-Tilleman 2015).

1.7.1 Verstoorde vochtbalans

Patiënten met brandwonden verliezen veel vocht via hun wonden in de vorm van waterdamp. De mate van verlies hangt af van vele factoren, zoals de uitgebreidheid en diepte van de brandwonden, de mate van oedeemvorming, de urineproductie, maar ook van de leeftijd van de patiënt en de lichaamstemperatuur. Verder kan er een verhoogde behoefte aan vocht optreden bij complicaties, zoals beademing, koorts, hyperglykemie, verhoogd ureum en diarree. Daarnaast zijn er omstandigheden waarbij meer verdamping plaatsvindt. Denk aan het gebruik van een

Tabel 1.1 Basale vochtbehoefte per dag voor kinderen

gewicht	basale vochtbehoefte per dag
tot 10 kg	100 ml/kg
van 10–20 kg	1000 ml voor de eerste 10 kg + 50 ml/kg voor elke kilo boven 10 kg
van 20–30 kg	1500 ml voor de eerste 20 kg + 20 ml/kg voor elke kilo boven de 20 kg

'air-fluidized' of 'low-flow' bed (bij deze bedden circuleert voortdurend een lucht-stroom in het matrasgedeelte om doorliggen te voorkomen), de hoge temperatuur van de patiëntenkamer (28–30 °C), de constante, laminaire luchtstroom van bacterievrije lucht in de patiëntenkamer ('laminar airflow units') en de open verpleging (zonder verband en dergelijke).

Bij de intacte menselijke huid is de verdamping gemiddeld 8,5 g/m^2/uur of minder dan 40 ml/uur. De verdamping via wonden is niet goed meetbaar. Verdamping via brandwonden kan variëren van 140–180 g/m^2/uur, afhankelijk van de diepte van de wonden, en kan oplopen van 300 ml/uur tot meer dan 7 liter/dag bij uitgebreide brandwonden.

Een schatting van de verdamping via de huid ten gevolge van de brandwonden kan men maken met de formule van Pruitt (kader Formule van Pruitt).

> **Formule van Pruitt**
> De formule luidt als volgt:
>
> (25 + TVLO tweede- en derdegraadsbrandwonden) × lichaamsoppervlak in m^2 (in ml/uur)

De vochtbehoefte na de shockfase is de basale vochtbehoefte + het verlies door verdamping. De basale vochtbehoefte voor volwassenen is minimaal 1500 ml. De basale vochtbehoefte voor kinderen is weergegeven in tab. 1.1. De vochtbehoefte wordt bepaald door de arts.

Belangrijke parameters voor de vochtbalans zijn: het lichaamsgewicht (let op bij oedeem), de vochtinname, de urineproductie en de samenstelling van de urine. De urineproductie is het enige vochtverlies dat goed meetbaar is en is daarom een belangrijke parameter voor het beoordelen van de circulatie. Bij volwassenen wordt gestreefd naar een diurese van 0,5–1 ml per kilogram lichaamsgewicht per uur. Bij kinderen wordt gestreefd naar een diurese van 1 ml per kilogram lichaamsgewicht per uur (Oen-Coral et al. 2015).

1.7.2 Oedeemvorming

Een opvallend kenmerk bij patiënten met brandwonden is het ontstaan van oedeem in de shockfase. Het oedeem ontstaat door verhoogde doorlaatbaarheid van de capillairen voor water, zouten en grootmoleculaire stoffen (eiwitten). Hoe groter de brandwonden, des te groter is het plasmaverlies uit de bloedvaten.

Het oedeem ontstaat in de eerste plaats rondom de brandwonden. Bij een TVLO van meer dan 20 % ontstaat gegeneraliseerd oedeem. Het lichaamsgewicht kan binnen 48 uur met wel 10–20 % toenemen. Door oedeemvorming kan de circulatie verder gecomprimeerd worden en kan er vervolgens verdieping van de wonden ontstaan. Er is bovendien een risico op het ontstaan van decubitus. Bij bedlegerige patiënten zijn oedemen het duidelijkst zichtbaar aan de laaggelegen delen. Bij verbrandingen van het gelaat zal er oedeemvorming optreden van met name oogleden en lippen.

Het risico op circulatiestoornissen bestaat vanaf ongeveer 10 % TVLO bij kinderen en vanaf ongeveer 15 % TVLO bij volwassenen. Het plasmaverlies is het grootst gedurende de eerste 8–12 uur na het letsel. Na 18–24 uur neemt het verlies sterk af. Voor de totale shockfase wordt ongeveer 48 uur aangehouden; in deze periode vindt de shockbehandeling plaats. De behandeling hiervan bestaat uit het aanvullen van het vochtverlies uit het vaatstelsel door middel van licht gebufferde hypertone infusievloeistoffen. Aan het einde van de eerste 48 uur is de circulatie meestal gestabiliseerd en neemt het oedeem niet meer toe.

De resorptie van oedeem vindt plaats zodra de vocht- en elektrolytenhuishouding weer op peil zijn: na de shockfase dus. Men kan dit controleren door de urineproductie te meten. Deze stijgt naar verhouding meer dan op grond van de vochtinname verwacht mag worden. Het is belangrijk dat dagelijks het lichaamsgewicht wordt gemeten vanaf de dag van het ontstaan van de brandwonden. De eerste dagen stijgt het gewicht ten gevolge van oedeemvorming. Tijdens de resorptie daalt het gewicht weer. Als men hiermee rekening houdt, kan het lichaamsgewicht een parameter voor de vochtbalans en voedingstoestand zijn (Oen-Coral en Verweij-Tilleman 2015; Oen-Coral et al. 2015).

1.7.3 Verstoorde elektrolytenbalans

Zowel in de shockfase als in de katabole fase kan de elektrolytenbalans verstoord raken. Dit komt door verlies van elektrolyten via de wonden en bij operaties. Bij ernstige verschuivingen in de elektrolytenbalans kunnen vele gezondheidsproblemen optreden (tab. 1.2). Door het meten van de urineproductie, het bepalen van de elektrolytenconcentratie in urine en bloed en het nauwkeurig registreren van de inname van vocht en elektrolyten, kan adequaat gereageerd worden op een verstoorde balans (Oen-Coral en Verweij-Tilleman 2015).

1.7.3.1 Verstoorde natrium-kaliumbalans

In de shockfase houdt stabilisatie van de patiënt, naast rehydratie, ook correctie van de natrium- en kaliumbalans in. Door thermisch letsel verliezen de celmembranen rondom de wond hun functies. De natrium-kaliumpomp, een actief transportmechanisme dat natrium en kalium door de celmembraan pompt, raakt hierdoor verstoord. Hierdoor verlaat kalium de cel en kan natrium begeleid door water de cel instromen.

In de shockfase treden door deze verstoorde natrium-kaliumpomp hyponatriëmie en hyperkaliëmie op. Zodra door middel van natriuminfusie meer natrium in de interstitiële ruimte komt, zal de cel weer meer kalium gaan opnemen en daalt de kaliumspiegel in het bloed. Wanneer dit proces niet volgens verwachting verloopt, is de oorzaak meestal toediening van een onjuiste hoeveelheid of samenstelling van vocht (te veel natriumarme vloeistoffen per os door dorst of te veel rehydratie-infusie) en/of te weinig natriumtoediening of er zijn renale problemen ontstaan.

Voedingsmaatregelen en medicijnen die kalium door natrium vervangen, sorteren in dit stadium weinig effect. Wanneer de waarden zo hoog oplopen dat hartstilstand dreigt, is een glucose-insuline-infusie geïndiceerd. Insuline zorgt ervoor dat kalium de cel in gaat, samen met glucose. Ouderen, hartpatiënten en patiënten met nierinsufficiëntie of hyperglykemie vormen risicogroepen voor deze complicatie.

In de katabole fase treden grote verliezen op van natrium en kalium via het wondvocht. Verstoringen van de elektrolytenbalans kunnen ook optreden wanneer diuretica worden gebruikt om de vochthuishouding te reguleren en bij complicaties, zoals diarree en nierinsufficiëntie (tab. 1.2).

Een gezonde Nederlandse volwassene consumeert gemiddeld 9 gram zout (NaCl) per dag, vooral via vaste voedingsmiddelen. De zoutbehoefte van een brandwondenpatiënt kan oplopen tot wel 16 g per dag. Vaak heeft de patiënt alleen zin in dranken door het verhoogde dorstgevoel. Aanvulling kan dan worden gegeven – op geleide van het serumnatriumgehalte en het natriumgehalte in de urine – met bijvoorbeeld bouillon, soep, gezouten tomatensap of met keukenzout of zouttabletten. NaCl kan worden opgelost en gecombineerd worden met sondevoeding. Sondevoeding bevat weinig natrium.

Normaal gesproken bevat een voeding voldoende kalium. Indien met voeding een hypokaliëmie niet verholpen kan worden, is suppletie door middel van een infuus of KCL-drank nodig. Hypokaliëmie kan optreden door bijvoorbeeld insuline- of diureticatoediening. Hyperkaliëmie in deze fase wijst meestal op renale problemen (NIV 2012; Oen-Coral en Verweij-Tilleman 2015).

1.7.3.2 Verstoorde fosfaatbalans

Fosfaat speelt een belangrijke rol in het intracellulaire energiemetabolisme. Als fosfolipide is fosfaat ook een belangrijke component van de structuur van celmembranen. Het serumfosfaat kan dalen met een dieptepunt tussen de tweede en vijfde dag na de verbranding ('postburn day', PB). Fosfaat kan via wondvocht verloren gaan, maar ook door verplaatsing van de extra- naar intracellulaire ruimte, door verminderde inname absorptie en door een toename van uitscheiding via urine (Berger et al. 1997; Oen-Coral en Verweij-Tilleman 2015).

Tabel 1.2   De betekenis van natrium en kalium bij brandwonden

	belangrijkste functies	verschijnselen bij te lage waarden	verschijnselen bij te hoge waarden	verhoogde behoefte bij
kalium normaalwaarden in het bloed: 3,6–5,0 mmol/l	– regulatie intracellulaire vloeistof – spiercontractie – zenuwimpuls- geleiding – osmotisch evenwicht	– spierzwakte – hartritme- stoornissen – sufheid	– verwardheid – spierzwakte – hartzwakte	– diarree – tubulusstoor- nissen – refeeding- syndroom – gebruik diuretica – gebruik laxantia – steroïdengebruik
natrium nor- maalwaarden in het bloed: 135–145 mmol/l	– regulatie extracellulaire vloeistof – osmolariteit – bloeddruk – zuur-base- evenwicht – membraan- potentiaal (spier- en zenuwfunctie)	– dehydratie – convulsies – spierzwakte – sufheid – groeivertraging – misselijkheid	– oedeem – hyperosmola- riteit – sufheid – verwardheid – verhoogde bloeddruk	– waterdunne diarree – aandoeningen met zoutverlies – nefropathie – short bowel syndroom

Hypofosfatemie zorgt voor verminderd respiratoir, cardiovasculair en neuro-musculair functioneren. Mogelijke symptomen zijn spierzwakte, respiratoire insufficiëntie, hartfalen, insulten en hartritmestoornissen. Frequente serumfosfaat-metingen en adequate suppletie zouden de gevolgen van deze schadelijke deficiën-tie moeten minimaliseren (Oen-Coral en Verweij-Tilleman 2015).

1.7.3.3   Verstoorde magnesiumbalans

Magnesium is een belangrijke factor voor enzymen die betrokken zijn bij het transport van fosfaat. Van magnesium is bekend dat het de eerste week na ver-branding via het wondvocht het lichaam verlaat. Acute hypomagnesiëmie wordt mogelijk ook veroorzaakt door de gebufferde hypertone infusievloeistoffen in de shockfase; deze bevatten geen magnesium. Hypomagnesiëmie kan ook een gevolg zijn van diuretica.

Onduidelijk is nog waardoor aanhoudende hypomagnesiëmie bij brandwonden wordt veroorzaakt. Mogelijk kan de oorzaak excessief verlies van magnesium via urine en feces zijn.

Symptomen van hypomagnesiëmie kunnen zijn: spierkrampen, tremor, hallu-cinaties, depressie en cardiovasculaire veranderingen. Suppletie vindt plaats door middel van infusie (Berger et al. 1997; Oen-Coral en Verweij-Tilleman 2015).

1.7.4 Verstoorde energie- eiwit- en voedingsstoffenbalans

Na de eerste fase, waarin de shock centraal staat, treedt in de katabole fase hypermetabolisme op. Door de systemische ontstekingsreactie op de brandwonden is de stofwisseling verhoogd. In eerste instantie is dit een 'fight or flight response', een overlevingsreactie op acute stress, maar op de langere termijn is dit een reactie ter compensatie van continue stress: door het verbrandingstrauma moet de homeostasis onderhouden worden.

Hypermetabolisme gaat gepaard met een verhoogde lichaamstemperatuur, een snelle pols en een snelle ademhaling. Door het hypermetabolisme kunnen tekorten ontstaan van de energiereserves, een verhoogde spierafbraak en verminderde afweer. De intensiteit van de katabolie hangt af van het percentage TVLO en de tijd die verstreken is sinds de verbranding.

In de katabole fase worden verschillende katabole hormonen (epinefrine, cortisol, glucagon) en cytokines (IL-1 en TNF) geïnduceerd die zorgen voor verhoging van het metabolisme (Rodriquez et al. 2011; Saffle et al. 2012; Williams et al. 2011). Cytokines zorgen voor een verhoogde lichaamstemperatuur (koorts) en aanmaak van acutefase-eiwitten. Acutefase-eiwitten zijn eiwitten waarvan de serumconcentratie stijgt of daalt (positieve respectievelijk negatieve acutefase-eiwitten) tijdens infecties of ontstekingen. Interleukine-6 is betrokken bij zowel pro-inflammatoire als anti-inflammatoire reacties: het remt de functie van IL-1 en TNF. IL-1 en TNF hebben de volgende functies:

- Ze breken de spiermassa af om onder andere positieve acutefase-eiwitten te produceren die belangrijk zijn voor de wondgenezing. Het gevolg is een negatieve stikstofbalans die bij grote brandwonden tot enorme verliezen aan eiwit kan leiden.
- Ze stimuleren de vetafbraak (lipolyse), waardoor energie vrijkomt voor een aantal stofwisselingsprocessen.
- Ze stimuleren de gluconeogenese. Hiertoe wordt spiermassa afgebroken. Via omzetting in de lever kan uit de aminozuren alanine en glutamine glucose worden gevormd. Glucose is essentieel voor de levering van energie aan cellen, die betrokken zijn bij de wondgenezing (Oen-Coral en Verweij-Tilleman 2015).

Door de verhoogde afbraak van spiermassa is er een verhoogde behoefte aan energie, eiwit en voedingsstoffen. Spiereiwit is sneller afgebroken dan aangemaakt. Netto eiwitverlies leidt tot het verlies van vetvrije massa (VVM) en ernstige spierverspilling. Dit leidt vervolgens tot krachtverlies en een verminderd vermogen om volledig te herstellen (Williams et al. 2009b). Het verlies van VVM heeft ernstige gevolgen. Zo blijkt uit onderzoek dat het verlies van 10 % leidt tot verminderde afweer en 20 % verlies tot vertraagde wondgenezing en een mortaliteitsrisico van 30 %. Bij een verlies van 30 % VVM is er een verhoogd risico op pneumonie, decubitus en een mortaliteitsrisico van 50 %. Verlies van 40 % VVM leidt tot de dood (Williams et al. 2009a, b, 2011)

Het metabolisme kan verder toenemen ten gevolge van operaties, voeding, een te lage omgevingstemperatuur, lichamelijke activiteiten, medicijnen, verandering in lichaamssamenstelling en sepsis. Sepsis kan het rustmetabolisme en de eiwitafbraak laten toenemen met 40 % (Rodriquez et al. 2011; Saffle et al. 2012; Williams et al. 2009b, 2011). Bij ernstige brandwonden kan hypermetabolisme wel tot enkele weken of zelfs maanden duren. Vroeger werd gedacht dat deze metabole respons na totale wondgenezing stopte. Het blijkt echter dat zelfs na volledige wondgenezing het rustmetabolisme nog met 30 % verhoogd kan zijn. Bij ernstige brandwonden van meer dan 40 % TVLO kan de hypermetabole respons meer dan een jaar PB aanhouden (Clark et al. 2017).

Ondanks verbeterde behandeltechnieken (aanpassing van de omgevingstemperatuur en luchtvochtigheid, antibiotica en vroege brandwondexcisies die infecties reduceren, het aanbrengen van autograft, allograft of synthetische substituties) is het energieverbruik nog steeds verhoogd (gemeten met indirecte calorimetrie), maar minder dan vroeger beschreven (120–150 % in plaats van 160–200 %) (Saffle et al. 2012).

1.7.5 Hyperglykemie

Hyperglykemie komt vaak voor bij ernstige metabole stress. Glucocorticoïden kunnen bijdragen aan het verhogen van de bloedsuikerspiegel, dat voor een aantal dagen kan persisteren door endogene productie van glucose in de lever. Bij uitgebreide brandwonden wordt hyperglykemie vooral veroorzaakt door gluconeogenese in combinatie met verstoord glucoseverbruik. Ook een verhoogd plasmalactaat draagt hieraan bij. Recent onderzoek toont aan dat de lever door een verbrandingstrauma verandert en dat er metabole adaptaties plaatsvinden om gluconeogenese te optimaliseren. In de shockfase stijgt de endogene productie van glucose dus sterk, terwijl de insulinesecretie daalt. Daarnaast kan het toedienen van hooggeconcentreerde glucoseoplossingen ervoor zorgen dat de glucosewaarden in het serum nog meer stijgen (Williams et al. 2009a, b, 2011).

De mobilisatie van glucose lijkt doelmatig, want glucose is nodig voor herstel van het weefsel. Na een paar dagen stijgt de insulinesecretie weer tot normale en zelfs verhoogde hoeveelheden. De hyperglykemie blijft echter bestaan doordat de insulinegevoeligheid van insulinegevoelig weefsel, zoals spieren en vetweefsel, afneemt. Hierdoor kan glucose onvoldoende in de cellen worden opgenomen. Deze insulineresistentie kan weken aanhouden, maar verdwijnt wanneer de brandwonden genezen (Williams et al. 2009a, 2011). Bij uitgebreide brandwonden bestaat meer kans op deze vorm van hyperglykemie. Ouderen, vrouwen en mensen met overgewicht lopen naast het verbrandingstrauma extra risico op een ontregeling van de glucose (Oen-Coral en Verweij-Tilleman 2015).

Hyperglykemie leidt tot vermindering van wondgenezing en toename van infecties. Intensieve insulinetherapie stimuleert de spiereiwitsynthese en laat de

VVM toenemen zonder dat dit leidt tot een toename van de productie van triglyceriden door de lever (Williams et al. 2009b).

Er dient nauwkeurige controle van de bloedsuikers plaats te vinden. Omdat er een tekort aan insuline bestaat, vindt – op geleide van de bloedsuikers – insulinetoediening plaats. Behandeling met insuline heeft de voorkeur boven orale medicatie. Indien in een latere fase nog medicamenteuze correctie nodig is, kan bekeken worden of op orale medicatie kan worden overgegaan (Williams et al. 2009a, 2011).

1.7.6 Problemen van het maag-darmkanaal

Het maag-darmkanaal is niet alleen belangrijk voor de vertering van het voedsel en de absorptie van voedingsstoffen. Het biedt het lichaam ook een belangrijke bescherming tegen schadelijke bacteriën en endotoxinen uit het darmlumen. Zowel immunologische als niet-immunologische factoren spelen hierbij een rol. Het immuunsysteem van de darm bestaat uit een aan de darmwand verbonden weefsel ('gut-associated lymphoid tissue', GALT) dat lymfocyten kan aanmaken die bacteriën in de darm kunnen fagocyteren. Daarbij wordt Ig-A uitgescheiden in de darmmucosa. Dit secretoire Ig-A is in staat endotoxinen te binden. De niet-immunologische bescherming bestaat uit speeksel, maagzuur, secundaire galzouten, een evenwichtige darmflora, de peristaltiek en de mechanische barrière die wordt gevormd door darmepitheelcellen en de slijmlaag van deze cellen.

Door ondervoeding, shock, infectie en parenterale voeding kan het afweermechanisme van het maag-darmkanaal achteruitgaan. Hierdoor stijgt de kans op translocatie van micro-organismen en endotoxinen van het darmlumen naar de bloedbaan. In de bloedbaan veroorzaken deze pathogene micro-organismen een neurohumorale respons die het metabolisme verder doet stijgen. Uitgebreide translocatie geeft grotere kans op sepsis en multipel orgaanfalen (MOF).

Bij brandwonden kan door oedeemvorming tijdens de shockfase en acute fase het maag-darmkanaal tijdelijk verminderd functioneren. Er bestaat het risico van translocatie ten gevolge van de gereduceerde bloedtoevoer naar de darm en het verlies van de darmbarrièrefunctie, waardoor infectie of sepsis kan ontstaan. Ook vindt mogelijk atrofie van de darmmucosa plaats kort na de verbranding. Wanneer de eerste 48 uur een adequate shockbehandeling plaatsvindt en er binnen 24 uur wordt gestart met enterale (polymere) voeding, blijft het maag-darmkanaal in goede conditie en worden translocatie en atrofie beperkt.

In de praktijk blijkt dat bij patiënten met brandwonden het starten met voeden binnen twaalf uur geen problemen oplevert. Wanneer langere tijd (dagen) parenteraal of niet wordt gevoed, atrofieert de darmmucosa zodanig dat enterale voeding minder goed wordt verdragen en resorptiestoornissen kunnen optreden (Rodriquez et al. 2011; Saffle et al. 2012; Williams et al. 2009a, b, 2011).

Parenterale voeding wordt echter zelden toegepast. Dit is alleen geïndiceerd als het maag-darmkanaal niet gebruikt kan worden vanwege een obstructieve of paralytische ileus, shock, darmischemie, toxisch megacolon of distale darmperforatie. Parenterale voeding wordt geassocieerd met een hogere mortaliteit, geeft aanleiding tot darmatrofie en verhoogt de intestinale permeabiliteit (translocatie van bacteriën).

1.7.6.1 Maagretentie

Door brandwonden en operaties treedt verminderde maagmotiliteit en vertraagde maagontlediging op. Bovendien vertragen opiaten en relaxantia de maagontlediging eveneens (Saffle et al. 2012). Deze medicijnen worden om diverse redenen toegediend, bijvoorbeeld ten behoeve van pijnbestrijding, posttraumatische stress, psychiatrische aandoeningen, beademing enzovoort. Het gevolg is maagretentie. Maagretentie kan de oorzaak zijn van misselijkheid, braken en aspiratie. Via een maaghevel kan de maagretentie bepaald worden. Wanneer grote hoeveelheden (meer dan 250 ml in zes uur) maagretentie worden gemeten, kan geprobeerd worden om met medicatie de maagontlediging te bevorderen. Wanneer een retentievolume meer dan 250 ml per 6 uur is wordt maximaal 250 ml teruggegeven aan de patiënt. Bij aanhoudende klachten (langer dan twee dagen) is postpylorisch voeden geïndiceerd (Oen-Coral en Verweij-Tilleman 2015; Saffle et al. 2012).

1.7.6.2 Obstipatie

Obstipatie komt vaak voor in de shockfase. Dit is waarschijnlijk het gevolg van de verminderde doorbloeding van de darm. In de katabole fase wordt het veroorzaakt door medicatie (opiaten), een vezelarme voeding of te weinig vocht. Naast een vezelrijke en vochtrijke voeding kunnen ook bulkvormers in de vorm van psylliumvezels worden voorgeschreven. Een extra voordeel van psylliumvezels is dat de ontlasting een zodanige consistentie krijgt dat de billen van de patiënt gemakkelijk schoon te maken zijn. Als er brandwonden rondom de anus zijn gelokaliseerd, zijn psylliumvezels alleen al om die reden aan te bevelen. Obstipatie wordt veel gezien bij de beademingspatiënten. Meestal zijn laxantia en/of klysma's nodig (Oen-Coral en Verweij-Tilleman 2015; Oen-Coral et al. 2015).

1.7.6.3 Diarree

Diarree vormt een groot probleem doordat het een extra risico vormt voor verstoring van de vocht- en elektrolytenbalans. De darmen zijn in de beginfase oedemateus, waardoor de opname van de voedingsstoffen minder goed plaatsvindt. Diarree kan worden veroorzaakt door een infectie of bacteriële overgroei. Andere oorzaken zijn medicatie, zoals antibiotica, H2-blokkers en oraal toegediende elektrolyten. Het snel toedienen van vocht kan verdere diarree veroorzaken door verstoring van de vochtresorptie in de darm. Daarnaast kan de voorkeur van de patiënt voor vloeibare, energierijke voeding een rol spelen. Deze voeding is arm aan voedingsvezel en rijk aan mono- en disachariden, zoals lactose. Dit kan diarree tot gevolg hebben. Soms wordt de diarree veroorzaakt door de sondevoeding. Dit komt dan bijvoorbeeld door een te hoge toedieningssnelheid, een te hoge osmolariteit van de sondevoeding (> 450 mOsmol/l) of het geven van gekoelde sondevoeding (Evers en Frank 2012; Oen-Coral en Verweij-Tilleman 2015; Saffle et al. 2012).

Vezels reguleren de darmpassagetijd, bevorderen de natrium- en waterresorptie in het colon en hebben een positief effect op de darmintegriteit. Vezelrijke sondevoeding kan helpen tegen bacteriële overgroei en kan het overtollige vocht binden. Een preparaat als psylliumvezels kan een bijdrage leveren aan het voorkómen van diarree.

Men kan maag-darmproblemen, zoals diarree, misselijkheid en braken, voorkomen door de energierijke voeding geleidelijk op te bouwen naar de aanbevolen hoeveelheden en de voeding goed te verdelen over de dag (en nacht). Het functioneren van het maag-darmkanaal wordt in kaart gebracht door het registreren van misselijkheid, braken, de aan- of afwezigheid van de peristaltiek en van de productie van ontlasting.

1.7.6.4 Infectie

Bij patiënten met uitgebreide brandwonden is het immuunsysteem verstoord. Bij verbranding van de huid gaat een belangrijk deel van de natuurlijke barrière verloren. Het dode weefsel wordt gemakkelijk gekoloniseerd met micro-organismen en vormt een goede voedingsbodem, waardoor deze micro-organismen zich kunnen vermenigvuldigen. Vanwege de verhoogde kans op infectie en kolonisatie van micro-organismen in de brandwond wordt deze beschermd tegen pathogene invloeden van buitenaf. De patiënt wordt daarom op een geïsoleerde kamer opgenomen, de verpleegkundige trekt beschermende kleding aan in de vorm van een muts, masker, spatbril, waterdicht schort en handschoenen, en de brandwond wordt afgedekt met een wondbedekker. Een zeer belangrijke maatregel is het consequent opvolgen van de instructies voor handhygiëne.

Met 'selectieve darmdecontaminatie' (SDD) en orale toediening van nietresorbeerbare antibiotica wordt geprobeerd om infectie met gramnegatieve staven vanuit het maag-darmkanaal te voorkomen. Deze ziekteverwekkers komen veelvuldig in en op voedingsmiddelen voor. Vooral rauwe producten, zoals groente en fruit, vormen een risicofactor. Daarom is het zinvol om naast de gebruikelijke hygiënische maatregelen in het ziekenhuis nog een aantal extra voorzorgsmaatregelen te nemen, bijvoorbeeld door rauwe producten alleen op het menu te zetten wanneer deze goed schoongemaakt kunnen worden. Bij voorkeur worden gepasteuriseerde en gesteriliseerde producten voorgeschreven.

De belangrijkste manier om de immuunfunctie van patiënten met brandwonden te herstellen blijft optimale ondersteunende behandeling, vroege excisie van necrotisch weefsel en optimale, snelle wondbedekking. Adequate pijnstilling, bloedvoorziening en een goede voedingstoestand zijn evenzeer van groot belang voor een goed functionerend immuunsysteem (Diederen en Jainandunsing 2015).

1.8   Algemene behandeling

Bij de behandeling van patiënten met brandwonden staan het behoud van leven, het functioneel herstel en het beperken van invaliderende littekens centraal. De behandeling van patiënten met brandwonden vraagt om een multidisciplinaire aanpak om de gevolgen van het letsel goed te kunnen behandelen. Dit team bestaat uit vele disciplines, zoals een brandwondenarts, chirurg, plastisch chirurg, internist, kinderarts, longarts, intensivist, medisch microbioloog, anesthesioloog, revalidatiearts, klinisch psycholoog, psychiater, fysiotherapeut, ergotherapeut, diëtist en de ziekenhuishygiënist. Verder zijn de verpleegkundigen; gespecialiseerde verpleegkundigen en verpleegkundigen in opleiding voor een specialisatie, de verpleegkundig consulent, pedagogisch medewerker en een nurse practitioner bij de behandeling betrokken, en tot slot de afdelings-/voedingsassistente, secretaresses en de huishoudelijke dienst.

De behandeling van de brandwond is gericht op zo snel mogelijke genezing van de wond. Oppervlakkige brandwonden, waarbij genezing in twee à drie weken wordt verwacht, worden conservatief behandeld. De behandeling bestaat uit het voorkómen van infectie en andere bijkomende schade, zoals uitdroging of mechanische beschadiging van de verbrande huid.

Diepe brandwonden waarbij de verwachte genezingsduur langer is, worden operatief behandeld. Dood weefsel wordt geëxcideerd en het geopereerde gebied wordt bedekt met huidtransplantaat. Bij brandwonden worden vaak transplantaten gebruikt die door multipele kleine sneetjes als een harmonica zijn uit te spreiden, waardoor er een groter oppervlak mee kan worden bedekt. Netvormige transplantaten hebben een grotere kans op ingroei dan volledige transplantaten (Tempelman en Vloemans 2015; Vloemans en Tempelman 2015).

1.9   Dieetbehandeling

Voeding is een essentieel onderdeel van brandwondenzorg. Het kan de mortaliteit en complicaties verminderen. Het zorgt voor optimale wondgenezing en verzacht de verwoestende effecten van hypermetabolisme en katabolisme (Saffle et al. 2012). De behoefte aan energie, eiwit, vocht en voedingsstoffen is gerelateerd aan de uitgebreidheid van de brandwonden en is vaak sterk verhoogd. Een goede energie-, eiwit-, vocht- en voedingsstoffenbalans is van groot belang. Indien geen passende maatregelen worden genomen, zal de patiënt snel gewicht verliezen door afbraak van lichaamsmassa. De afbraak van spierweefsel en ander eiwithoudend weefsel om de stikstofverliezen te compenseren leidt tot functieverlies. Dit kan een aantal ernstige complicaties met zich meebrengen, zoals verminderde weerstand, vertraagde wondgenezing, afname van de algehele conditie en verminderde hart- en longcapaciteit met een verhoogd risico op overlijden.

1.9.1 Inschakelen van de diëtist

De diëtist wordt in het algemeen in consult geroepen bij patiënten met brandwonden met een TVLO van 15–20 %. Bij kinderen en bij mensen in een slechte conditie (risicogroepen zijn ouderen > 60 jaar, alcohol- en drugsverslaafden en psychiatrische patiënten) geldt een TVLO van ≥ 10 % (Oen-Coral en Verweij-Tilleman 2015).

Kinderen hebben minder energiereserves dan volwassenen. Daarnaast is het lichaamsoppervlak van kinderen relatief groter en hebben ze een hoger basaalmetabolisme en hartminuutvolume. Verder hebben ze een dunnere huid dan volwassenen. Bij kinderen is hierdoor sneller sprake van diepere brandwonden. Bij een hoog percentage TVLO gaat het lichaam van een kind over van groei op overleven. Hierdoor ontstaat een groeistilstand die wel tot drie jaar PB kan duren.

Ook ouderen hebben minder reserves en een kwetsbare huid. Bij hen is hierdoor sneller sprake van diepere brandwonden. Ouderen hebben een groter risico op het ontwikkelen van complicaties. Daarnaast hebben ze door het normale proces van het ouder worden meer moeite om goed te herstellen van brandwonden. Zo is er sprake van een vertraagde afweer, een verminderde collageenaanmaak, vertraagde wondgenezing en verminderde rekbaarheid van het herstelde weefsel (Chan en Chan 2009).

1.9.2 Relevante gegevens

Om het voedingsbeleid te bepalen heeft de diëtist informatie nodig over (Wesseling-Keuning et al. 2015):

– percentage TVLO, diepte en lokalisatie van de brandwonden;
– datum van het ontstaan van brandwonden ('postburn day', PB);
– eventuele comorbiditeit;
– lichaamsgewicht (voor de verbranding), lengte, leeftijd en geslacht van patiënt;
– voedingstoestand bij opname in het ziekenhuis;
– afwijkende voedingsgewoonten, diëten;
– noodzaak van beademing;
– vochtbehoefte;
– symptomen en complicaties;
– medicatie, zoals antibiotica, antidiarrhoica, anti-emetica, infusievloeistoffen en laxantia.

De voedingsmaatregelen hebben tot doel de patiënt in een optimale voedingstoestand te brengen en de gevolgen van ondervoeding te voorkomen. Kennis over de lokalisatie van de brandwonden is nodig om de mogelijkheden van de patiënt om zelf voedsel tot zich te nemen, te kunnen vaststellen. Brandwonden in het gelaat gaan gepaard met zwelling (oedeem). De patiënt moet dan eventueel met hulpmiddelen (zoals een rietje) drinken of is aangewezen op sondevoeding. Bij brandwonden aan de handen kan het lastig of zelfs onmogelijk zijn om zelf voedsel te pakken. Bij dergelijke patiënten zijn specifieke voorzieningen noodzakelijk.

1.9.3   Voedingstoestand

De voedingstoestand bij opname wordt in kaart gebracht met een screeningsinstrument, zoals de SNAQ of MUST. De voedingstoestand kan verslechteren door een toegenomen behoefte aan voedingstoffen. Verschillende factoren zijn van belang voor het handhaven van een optimale voedingstoestand. Een voorwaarde is een goed functionerend maag-darmkanaal, zodat de patiënt enterale voeding kan gebruiken. Door oedeemvorming in de shockfase en katabole fase kan het maagdarmkanaal namelijk tijdelijk verminderd functioneren en kan er zelfs een bacteriele shift vanuit de darmen naar het weefsel plaatsvinden, waardoor infectie of sepsis kunnen ontstaan. Ook een goede eetlust is van belang om een goede voedingstoestand te handhaven. Vaak is er echter sprake van een verminderde eetlust en inname door onder andere pijn, angst om te eten en door algehele malaise. Ook kunnen verbrande gebieden, zoals lippen en handen, een beperking zijn om zelf te eten.

1.9.3.1   Lichaamsgewicht

De meest bruikbare parameter voor de voedingstoestand is het lichaamsgewicht van vóór de verbranding. Dagelijks wegen laat de ontwikkeling van het gewicht zien. Op basis daarvan kan het voedingsbeleid worden aangepast. Daarbij dient men nadrukkelijk rekening te houden met oedeemvorming in de eerste dagen na het ongeluk, omdat dit het gewicht vertekent (zie ook par. 1.7.2). Het gewicht kan ook vertekend worden door bijvoorbeeld het meewegen van spalken en verband, door het verwijderen van huid met onderliggend vetweefsel of door amputaties. Door afbraak van spierweefsel, alleen al vanwege de langdurige bedlegerigheid, neemt het gewicht af. Afhankelijk van de situatie kan men het gewicht van voor de verbranding (ook bij mensen met overgewicht) als richtlijn aanhouden met een acceptabel gewichtsverlies van maximaal 10 %. Bij kinderen dient bij de evaluatie van het lichaamsgewicht rekening te worden gehouden met de lichaamsgroei onder normale omstandigheden.

Gedurende de gehele opnameperiode is het monitoren van de inname noodzakelijk. De genezing kan stagneren of verslechteren als er langer dan twee dagen sprake is van een verminderde voedselinname. Het is daarom noodzakelijk om nauwkeurig te registreren wat het lichaamsgewicht is bij opname en dit gewicht zo mogelijk dagelijks, later wekelijks, te vervolgen, welke hoeveelheden vocht en voeding zijn toegediend (door middel van een intakelijst) en hoe hoog de urineproductie is. Door het gewicht te combineren met de vochtbalans kan worden nagegaan of gewichtsverlies het gevolg is van de oedeemuitscheiding of van onvoldoende voeding (Löser et al. 2005; Oen-Coral en Verweij-Tilleman 2015).

1.9.4 Energiebehoefte

De energiebehoefte van de patiënt wordt bepaald door drie factoren: de ruststofwisseling, de lichamelijke activiteit en een ziektefactor. De ruststofwisseling is het energieverbruik van een persoon in rust. De indirecte calorimetrie wordt gezien als de gouden standaard om de ruststofwisseling te meten bij patiënten met brandwonden. Deze is in de praktijk echter vaak niet beschikbaar.

Het principe van de indirecte calorimetrie is het meten van ingeademde zuurstof en de uitgeademde koolstofdioxide. De zuurstof, die door het lichaam gebruikt wordt voor verbrandingsprocessen waarbij energie vrijgemaakt wordt, is gerelateerd aan de hoeveelheid geproduceerde energie. Het meten in rust gebeurt meestal met een geventileerde kap over het hoofd van de persoon die rustig, maar wakker, op bed ligt.

Voor de uiteindelijke berekening van de energiebehoefte moet er naast deze meting een schatting gemaakt worden van de lichamelijke activiteit en ziektefactor. Het probleem is dat er weinig studies zijn bij patiënten met brandwonden, en de studies die er zijn betreffen kleine aantallen patiënten, waardoor het lastig is de lichamelijke activiteit en ziektefactor vast te stellen. Ook tijdelijke en patiëntspecifieke variaties maken het moeilijk om de energiebehoefte van een individuele patiënt te voorspellen (Oen-Coral en Verweij-Tilleman 2015).

In veel gevallen moet de diëtist daarom een schatting maken met behulp van formules. De Toronto-formule lijkt bij volwassenen de beste inschatting te kunnen maken. In de praktijk wordt deze weinig gebruikt omdat de formule door de vele variabelen te ingewikkeld is (Oen-Coral en Verweij-Tilleman 2015; Rodriquez et al. 2011; Rousseau et al. 2013). De formules die momenteel in de Nederlandse brandwondencentra worden toegepast zijn de Harris en Benedict-formule (1984) en de Curreri-formule (1978).

Curreri-formule
De formule luidt als volgt:

energiebehoefte (kcal) $= 25 \times$ lichaamsgewicht (kg) $+ 40 \times \%$ TVLO.

In het algemeen geeft de Curreri-formule meer energie aan dan nodig is, met name sinds de behandeling is verbeterd. Veel factoren die de energiebehoefte bepalen, zoals leeftijd, geslacht, koorts, beademing en voedselvertering, zijn niet in deze berekening opgenomen. Hoe hoger het percentage brandwonden, des te hoger de overschatting van de Curreri. Overvoeden geeft het risico op verhoogde metabole respons, hyperglykemie, leververvetting en verhoogde productie van CO_2.

Bij kinderen zijn de formules van Schofield en van Galveston het meeste gebruikt. De Schofield-formule onderschat mogelijk de energiebehoefte. De Galveston-formule overschat mogelijk de energiebehoefte.

Galveston-formule
De formule luidt als volgt:

0–1 jaar: 2100 kcal/m² totaal LO* + 1000 kcal/m² verbrand LO

1–10 jaar: 1800 kcal/m² totaal LO + 1300 kcal/m² verbrand LO

> 10 jaar: 1500 kcal/m² totaal LO + 1500 kcal/m² verbrand LO

In de Galveston-fomule wordt het totale lichaamsoppervlak gebruikt in de berekening.
Om deze uit te rekenen wordt de volgende formule gebruikt:

$$LO\left(m^2\right) = \sqrt{\frac{(\text{lengte (cm)} \times \text{gewicht (kg)})}{3600}}$$

Berekeningen van de energiebehoefte blijven een beginpunt van behandeling. De diëtist interpreteert de berekeningen en past op geleide van het gewichtsverloop en de wondgenezing de behoefteberekening aan (Oen-Coral en Verweij-Tilleman 2015).

1.9.5   Eiwitbehoefte

Ten gevolge van hypermetabolisme en katabolie ontstaat een negatieve eiwit- of stikstofbalans. De stikstofbalans is het verschil tussen stikstofinname via voeding en stikstofexcretie via urine, ontlasting, huid, zweet en haar. Een negatieve stikstofbalans wordt veroorzaakt door de cytokines IL-1 (interleukine-1) en TNF (tumornecrosefactor). Deze breken spiermassa af om eiwitten te produceren die belangrijk zijn voor de wondgenezing. De stikstofbalans is positief als er meer inname is dan stikstofexcretie. Dit komt pas in een latere fase van de genezing voor, als er weer toename van spiermassa is en het metabolisme normaliseert.

Het bepalen van de stikstofbalans gebeurt in de praktijk niet: men kan de verliezen niet meten en de optimale eiwitbehoefte is niet bekend. De eiwitbehoefte bij patiënten met brandwonden wordt geschat aan de hand van de energiebehoefte.

De geschatte eiwitbehoefte bij volwassenen met brandwonden is, afhankelijk van de ernst van de situatie, 15–20 %. Bij volwassenen wordt ook wel 1,5–2 gram eiwit per kg lichaamsgewicht aangehouden. Een nog hogere inname leidt niet tot verbetering van de vetvrije massa of eiwitsynthese, maar tot een verhoogde ureumproductie (Oen-Coral en Verweij-Tilleman 2015; Rousseau et al. 2013).

Bij kinderen met brandwonden is de aanbeveling 1,5 tot 4 gram eiwit/kg lichaamsgewicht/dag. Hierdoor blijkt de stikstofbalans meer positief te zijn, de infectiekans geringer en de overlevingskans hoger te zijn. Een normaal gebruik bij gezonde kinderen is 0,9–1,8 gram eiwit/kg lichaamsgewicht per dag. Bij kinderen jonger dan 1 jaar en bij kinderen met nier- en leverfunctiestoornissen kan een te grote eiwitbelasting leiden tot uremie, hyperammoniëmie (vanwege de uitscheiding van stikstof) en acidose (Valerio en Hurk 1997). Daarom wordt bij deze groep maximaal 15 % eiwit aangehouden (Oen-Coral en Verweij-Tilleman 2015; Valerio en Hurk 1997).

1.9.6 Behoefte aan vitamines, mineralen en spoorelementen

Zowel in de katabole als in de anabole fase is een verhoogde behoefte aan vrijwel alle voedingsstoffen te verwachten. Dit is een gevolg van het grote aantal metabole processen en van de wondgenezing. Bovendien gaan er voedingsstoffen verloren via het wondvocht en door bloedverlies gedurende de operaties die een patiënt ondergaat.

Belangrijke voedingsstoffen zijn de vitamines A, B1, C, D, E en K, koper, selenium, zink, glutamine en ijzer. De voedingsstoffen die door hun anti-oxidatieve werking specifiek een gunstige werking hebben op de wondheling en het immuunsysteem zijn vitamine A, C en E, koper, selenium, zink, mangaan en ijzer.

Vitamine C heeft een belangrijke rol in de collageenaanmaak en vanwege zijn anti-oxidatieve werking. In de literatuur wordt aangeraden om een totale inname te hebben van 500–2000 mg vitamine C per dag (Rousseau et al. 2013; Berger 2005).

Vitamine D-suppletie behoeft extra aandacht vanwege de vaak lange opnameduur, verminderde vitamine D-synthese in de verbrande huid en geadviseerde zonbescherming voor de verbrande huid. Gebruikelijk is suppletie van 10 µg/dag voor kinderen en volwassenen en 20 µg/dag voor patiënten ouder dan 70 jaar (Gezondheidsraad 2012; Klein et al. 2004).

Er is verder weinig bekend over de aanbevolen hoeveelheden micronutriënten bij brandwonden. In het algemeen krijgt de patiënt met ernstige brandwonden grote hoeveelheden voedsel aangeboden om zijn hoge energiebehoefte te dekken. Daarnaast wordt gebruikgemaakt van energie- en eiwitrijke drinkvoedingen en sondevoeding, wat een bijdrage levert om de samenstelling van de voeding te optimaliseren. Daardoor ligt de inname van micronutriënten vaak ver boven de aanbevolen hoeveelheden voor gezonde personen. Meer is echter niet altijd beter: mineralen en vitamines hebben aanbevolen doseringen. Bij een te hoge dosering is er kans op toxiciteit (Berger 2005). Er is geen consensus over de mate waarin gesuppleerd moet worden (Rousseau et al. 2013; Wibbenmeyer et al. 2006).

1.9.7   Overige voedingstoffen

Er wordt onderzoek gedaan naar het effect van voedingsstoffen, zoals arginine, glutamine en omega-3-vetzuren. Voor suppletie van arginine en omega-3-vetzuren is momenteel geen bewijs in de literatuur (Lavrentieva 2016; Wibbenmeyer et al. 2006).

In studies bij patiënten met brandwonden wordt beschreven dat er bij suppletie van glutamine een verbeterde wondgenezing is, een kortere opnameduur, verminderde mortaliteit, verbetering van de intestinale permeabiliteit en reductie van endotoxinespiegels in het plasma. Het is nog moeilijk om een precies advies te geven met betrekking tot de dosis, toedieningsweg en duur van de suppletie, omdat het studies betreft met kleine aantallen patiënten. Multi-orgaanfalen en nierfalen zijn een contra-indicatie voor het geven van glutamine (Lavrentieva 2016; Rousseau et al. 2013).

1.9.8   Wijze van voeden

Het wordt aanbevolen om binnen 24 uur na verbranding te starten met voeden (Löser et al. 2005; Saffle et al. 2012). Door vroeg enteraal te voeden verbetert de uitkomst bij ernstig verbrande patiënten, deels doordat hierdoor de mate en de omvang van het katabolisme wordt verzacht (Clark et al. 2017; Saffle et al. 2012).

Enterale voeding heeft de voorkeur boven parenterale voeding. Door enterale voeding blijft het maag-darmkanaal in goede conditie en worden translocatie en atrofie beperkt. Parenterale voeding alleen of in combinatie met enterale voeding leidt sneller tot overvoeding, falen van de lever, verminderde afweer en toename van de mortaliteit. Parenterale voeding is zelden geïndiceerd en wordt alleen gebruikt indien er sprake is van een ileus of intolerantie van enterale voeding (zie ook par. 1.7.6) (Rodriquez et al. 2011; Saffle et al. 2012; Williams et al. 2011).

1.9.8.1   Orale inname van enterale voeding

In het algemeen beschikt de patiënt over een goed functionerend maag-darmkanaal en kan hij een normale voeding gebruiken. Wel is er vaak sprake van verminderde eetlust door onder andere pijn, angst en hyperglykemie. In het begin van de opname heeft de brandwondenpatiënt vaak dorst. Door energie- en eiwitrijke dranken en vloeibare voeding aan te bieden, maak je gebruik van dit dorstgevoel en wordt de voedingsbehoefte gemakkelijker gedekt.

Bij ernstige brandwonden is de voedingsbehoefte in het algemeen zo groot dat de diëtist dieetproducten zal adviseren. De diëtist berekent de voedingsbehoefte van de patiënt en maakt op basis daarvan een voedingsschema, waarmee de benodigde hoeveelheid energie en voedingsstoffen binnen twee tot vijf dagen opgebouwd wordt. De arts bepaalt de vochtbehoefte. In het voedingsschema staan de soort en hoeveelheden voeding. Bij de keuze van de soort voeding en de wijze van toediening wordt rekening gehouden met voorkeuren en mogelijkheden van de patiënt. De uitbreiding van de voeding vindt geleidelijk plaats om maag-darmproblemen te voorkomen. Een voedingsschema en een registratiemethode voor het controleren van de inname zijn onmisbare hulpmiddelen.

Kinderen reageren sneller met maag-darmproblemen op pijn en angst. De uitbreiding van de voeding wordt bij hen dan ook voorzichtiger aangepakt, bijvoorbeeld met kleine hoeveelheden van 25 à 50 ml per uur. Wanneer het kind vertrouwder raakt met zijn omgeving, kan het meestal grotere hoeveelheden verdragen.

De hoeveelheden die de patiënt moet gebruiken zijn zo groot dat een strenge discipline nodig is ten aanzien van de registratie en toediening. De patiënt, die deze voeding wekenlang nodig heeft, dient hierbij moreel ondersteund te worden door de diëtist, verpleegkundigen, artsen en andere behandelaars. Uitleg over het belang van voeding voor de wondgenezing helpt om begrip te kweken bij de patiënt, hem de regie terug te geven en hem actief te betrekken bij de behandeling. Daarom is het zinvol methoden te bedenken waarbij het eten of drinken een onderdeel van de behandeling wordt. Zo dienen de oefeningen van de fysiotherapeut of ergotherapeut met drinken uit een beker of eten met aangepast bestek meerdere doelen. Er is vaak een dorstgevoel, waarvan gebruik wordt gemaakt om continu energie- en eiwitverrijkte dranken aan te bieden: alle momenten worden aangegrepen, ook in de nacht als de patiënt wakker is en verzorging nodig heeft. Het monitoren van de inname door middel van een voedingslijst is noodzakelijk om te voorkomen dat er te weinig inname is. Is dit wel het geval, dan kan gestart worden met sondevoeding als bijvoeding of volledige voeding.

1.9.8.2   Sondevoeding

Bij grote verbrandingen is de voedingsbehoefte langdurig verhoogd (weken tot maanden). Orale inname is dan al gauw té belastend. Soms is de patiënt niet in staat om te eten, bijvoorbeeld in geval van beademing of door de plaats van de verbranding, zoals verbrande lippen, blaren of oedeem in het mond-halsgebied of de slokdarm. Jonge kinderen kunnen weigeren te drinken als reactie op angst en pijn. In deze situaties biedt sondevoeding (of de combinatie van sondevoeding en orale voeding) uitkomst. Vezel- en eiwitrijke sondevoeding is de standaard sondevoeding voor patiënten met brandwonden. In de brandwondencentra is het gangbaar om 12–24 uur PB te starten met enteraal voeden (Valerio en Hurk 1997). Continue sondevoeding hoeft tijdens een verbandwisseling niet onderbroken te worden.

Kinderen ouder dan een jaar worden vaak gevoed met sondevoeding voor volwassenen, omdat sondevoeding voor kinderen te weinig eiwit levert om de behoefte te dekken. De sondevoeding wordt meestal toegediend met behulp van een voedingspomp. Er wordt gevoed over een voedingssonde via de neus-maag. Bij kinderen heeft bolustoediening vaak de voorkeur omdat zij uit onrust de sonde kunnen verplaatsen. Het is aan te raden om het kind eerst te laten eten en daarna een bolus sondevoeding toe te dienen. Ook kan er 's avonds en 's nachts gevoed worden.

Wanneer grote hoeveelheden (meer dan 250 ml in zes uur) maagretentie worden gemeten, kan geprobeerd worden om met medicatie de maagontlediging te bevorderen. Indien veelvuldig grote hoeveelheden maagretenties worden bepaald, kan gevoed worden met behulp van een postpylorische sonde (neus-duodenumsonde). Wanneer verwacht wordt dat langere tijd (meer dan zes weken) via een sonde moet worden gevoed, is voeding via een percutaan en endoscopisch aangelegde gastrostomie (PEG) een goed alternatief (Löser et al. 2005).

1.9.9   Verstoorde inname van voeding als gevolg van de behandeling

Het grote aantal behandelingen dat de patiënt moet ondergaan, kan gemakkelijk leiden tot achterstand op het voedingsschema. Zo kunnen verbandwisselingen veel tijd kosten. Tijdens een verbandwisseling stelt een pauze de patiënt in staat om te drinken. Zo'n pauze is soms een welkome afwisseling voor de patiënt en een mogelijkheid voor de verpleging om hem te belonen voor zijn doorzettingsvermogen.

Door ingesleten gewoonten of routines wordt mensen bij operaties, wondinspectie en verbandwisseling onder algehele anesthesie – vaak onterecht – lang voeding onthouden. De achterstand in de voeding die daardoor ontstaat, blijkt moeilijk in te halen. Recente aanbevelingen tonen aan dat het nuchter houden aan herziening toe is: patiënten met een normale maagontlediging kunnen veilig heldere vloeistoffen drinken tot twee uur voor een operatie. Bij electieve operaties dienen patiënten preoperatief voor slechts twee uur nuchter gehouden te worden voor heldere dranken en zes uur voor vast voedsel (CBO 2007). Indien de patiënt postoperatief hemodynamisch stabiel is, is het mogelijk twee uur na de operatie weer met voeding te starten. Wanneer gevoed wordt middels een duodenumsonde zou peroperatief gevoed kunnen worden.

1.9.10   Evaluatie dieetbehandeling

Enkele keren per week vindt evaluatie en zo nodig bijstelling van het behandelplan plaats. De diëtist controleert onder andere het gewicht, de vochtbalans en de werkelijke inname. Op complicaties wordt direct gereageerd. Naarmate in de loop van weken de wonden genezen, neemt de behoefte aan vocht, energie en voedingsstoffen af. De diëtist stemt het voedingsschema hierop af.

De diëtist kan de nodige maatregelen alleen in goede samenwerking met artsen, verpleegkundigen, voedingsassistenten en andere betrokken disciplines succesvol ten uitvoer brengen. Meerdere malen per week neemt de diëtist deel aan het multidisciplinair overleg waarin de behandeling van de patiënt wordt besproken en bijgesteld.

Een belangrijke taak voor de diëtist is het bieden van ondersteuning door middel van bijvoorbeeld bijscholing van medewerkers, ontwikkelen van protocollen enzovoort. Andersom dient de diëtist zich te verdiepen in de algehele behandeling van de brandwondenpatiënt om als volwaardig lid van het multidisciplinair behandelteam te kunnen functioneren.

1.10   Conclusies voor de praktijk

De behandeling van ernstige brandwonden duurt lang en is zeer intensief. Voeding speelt een belangrijke rol in de verschillende fasen van de behandeling. Optimale voeding bevordert de wondgenezing en helpt complicaties voorkomen.

De behoefte aan vocht, energie en voedingsstoffen is groot. De diëtist beschikt over tal van mogelijkheden een goede voeding samen te stellen. Drink- en sondevoedingen zijn welkome hulpmiddelen.

Factoren die de inneming van voeding belemmeren, vormen een risico. Te verwachten knelpunten zijn onder andere de vele operaties en wondbehandelingen, vertraagde maagontlediging, anorexie en psychische belasting. Samen met de andere leden van het behandelteam bedenkt de diëtist oplossingen om achterstand op het voedingsschema te voorkomen. Iedereen ondersteunt en motiveert de brandwondenpatiënt hierbij.

Referenties

Baar, M. E. van, Dokter, J., Vloemans, A. F. P. M., Beerthuizen, G. I. J. M., & Middelkoop, E. (2015). *Werkgroep Nederlandse Brandwonden Registratie R3. Handboek brandwondenzorg, hoofdstuk 11 'Epidemiologie'.* Beverwijk: Nederlandse Brandwonden Stichting.

Berger, M. M. (2005). Antioxidant micronutrients in major trauma and burns: Evidence and practice. *Nutrition in Clinical Practice, 21,* 438–449.

Berger, M. M., Rothen, C., Cavadini, C., & Chiolero, R. L. (1997). Exudative mineral losses after serious burns: A clue to the alterations of magnesium and phosphate metabolism. *American Journal of Clinical Nutrition, 65,* 1473–1481.

Bernards, J. A., & Bouwman, L. N. (1994). *Fysiologie van de mens.* Houten: Bohn Stafleu van Loghum.

Boxma, H. (2015). *Handboek brandwondenzorg, hoofdstuk 14 'De brandwond'.* Beverwijk: Nederlandse Brandwonden Stichting.

CBO, & Kwaliteitsinstituut voor de Gezondheidszorg (2007). *Richtlijn perioperatief voedingsbeleid.* Utrecht: CBO. http://www.mdl.nl/uploads/240/409/Richtlijn_perioperatief_voedingsbeleid_def._september_2007.pdf. Geraadpleegd maart 2017.

Chan, M. M., & Chan, G. M. (2009). Nutritional therapy for burns in children and adults. *Nutrition, 25,* 261–269.

Clark, A., Imran, J., Madni, T., & Wolf, S. E. (2017). Nutrition and metabolism in burn patients. *Burns & Trauma, 5,* 11. doi:10.1186/s41038-017-0076-x.

Diederen, D., & Jainandunsing, B. C. (2015). *Handboek brandwondenzorg, hoofdstuk 4 'Infectie'.* Beverwijk: Nederlandse Brandwonden Stichting.

Evers, R., & Frank, W. (2012). *Dieetbehandelingsrichtlijn 43. Enterale en Parenterale voeding.* Amsterdam: Elsevier.

Gezondheidsraad (2012). *Evaluatie van de voedingsnormen voor vitamine D.* Den Haag: Gezondheidsraad.

Hop, M. J., Baar, M. E. van, Nieuwenhuis, M. K., Dokter, J., Middelkoop, E., & Vlies, K. van der (2012). Bepaling van brandwondendiepte: Klinische inschatting en laser doppler imaging. *Nederlands Tijdschrift voor Geneeskunde, 156*(32), 1319–1322.

Klein, G. L., Chen, T. C., Holick, M. F., Langman, C. B., Price, H., Celis, M. M., et al. (2004). Synthesis of vitamin D in skin after burns. *The Lancet, 363*(24), 291–292.

Lavrentieva, A. (2016). Critical care of burn patients. New approaches to old problems. *Burns, 42,* 13–19.

Loey, N. E. E. van, & Kolkema, R. (2015). *Handboek brandwondenzorg, hoofdstuk 8 'Psychosociale en psychiatrische problemen'.* Beverwijk: Nederlandse Brandwonden Stichting.

Löser, C., Aschl, G., Hébuterne, X., Mathus-Vliegen, E. M. H., Muscaritoli, M., Niv, Y., et al. (2005). ESPEN guidelines on artificial enteral nutrition. Percutaneous endoscopic gastrostomy (PEG). *Clinical Nutrition, 24,* 848–861.

Nederlandse Internisten Vereniging (2012). *Richtlijn elektrolytstoornissen.* Utrecht: NIV. http://www.internisten.nl/uploads/PH/-u/PH-uQr_fQ7huJ5eVGYBBVA/richtlijn_2012_elektrolytstoornissen.pdf. Geraadpleegd februari 2017.

Oen-Coral, I. M. M. H., & Verweij-Tilleman, Y. E. M. (2015). *Handboek brandwondenzorg, hoofdstuk 5 'Metabolisme'.* Beverwijk: Nederlandse Brandwonden Stichting.

Oen-Coral, I. M. M. H., Verweij-Tilleman, Y. E. M., Cleffken, B., Dokter, J., Jong, A. E. E. de, & Vet, J. E. H. M. (2015). *Handboek brandwondenzorg,* hoofdstuk 3 'Circulatie'. Beverwijk: Nederlandse Brandwonden Stichting.

Rodriquez, N. A., Jescke, M. G., Williams, F. N., Kamolz, L. P., & Herndon, D. N. (2011). Nutrition in burns. Galveston contributions. *JPEN, 35*(6), 704–714.

Rousseau, A., Losser, M., Ichai, C., & Berger, M. M. (2013). ESPEN endorsed recommendations: Nutritional therapy in major burns. *Clinical Nutrition, 32*(4), 497–502.

Saffle, J. R., Graves, C., & Cochran, A. (2012). Nutritional support of the burned patient. In D. N. Herndon. *Total Burn care* (pag. 333–353). London: Saunders Elsevier.

Tempelman, F. R. H., & Vloemans, A. F. P. M. (2015). *Handboek brandwondenzorg, hoofdstuk 18 'Operatieve wondbehandeling'. Handboek brandwondenzorg.* Beverwijk: Nederlandse Brandwonden Stichting.

Ulrich, M. M. W. (2015). *Handboek brandwondenzorg, hoofdstuk 13 'De huid'. Handboek brandwondenzorg.* Beverwijk: Nederlandse Brandwonden Stichting.

Valerio, P. G., & Hurk, T. A. M. van den (1997). *Doctor's reference guide to dietetics. Brandwonden. Werkboek enterale voeding bij kinderen* (pag. 122–128). NVD.

Vloemans, A. F. P. M., & Tempelman, F. R. H. (2015). *Handboek brandwondenzorg, hoofdstuk 17 'Conservatieve wondbehandeling'.* Beverwijk: Nederlandse Brandwonden Stichting.

Wesseling-Keuning, G. C., Smit, S., Verhoeven, D., & Verweij-Tilleman, Y. E. M. (2015). *Artsenwijzer diëtetiek – Brandwonden* (pag. 27–30). Houten: NVD.

Wibbenmeyer, L. A., Mitchell, M. A., Newel, I. M., Faucher, L. D., Amelon, M. J., Ruffin, T. O., et al. (2006). Effect of a fish oil and arginine-fortified diet in thermally injured patients. *Journal of Burn Care & Research, 27*(5), 694–702.

Williams, F. N., Branski, L. K., Jescke, M. G., & Herndon, D. N. (2011). What, how and how much should burn patients be fed? *Surgical Clinics of North America, 91*(3), 609–629.

Williams, F. N., Herndon, D. N., FACS, & Jeschke, M. G. (2009a). The hypermetabolic response to burn injury and interventions to modify this response. *Clinics in Plastic Surgery, 36*(4), 583–596.

Williams, F. N., Jeschke, M. G., Chinkes, D. L., Suman, O. E., Branski, L. K., & Herndon, D. N. (2009b). Modulation of the hypermetabolic response to trauma: Temperature, nutrition, and drugs. *Journal of the American College of Surgeons, 208*(4), 489–501.

World Health organization (2016). *Fact about injuries. Burns*. WHO. http://www.who.int/violence_injury_prevention/pubilcations/other_injury/en/burns_factsheet.pdf. Geraadpleegd februari 2017.

Websites

http://handboek.brandwondenzorg.nl/.
www.brandwondenstichting.nl.
www.gezondheidsraad.nl.
www.stuurgroepondervoeding.nl.

Hoofdstuk 2
Voeding bij dementie

December 2017

P.M. Boot, C.H.A. van den Broek en M. Lautenbach

Samenvatting Dementie is een verzamelnaam van ruim vijftig ziekten en komt vooral voor bij ouderen. De meest voorkomende vorm is de ziekte van Alzheimer. Dementie begint meestal sluipend en ontwikkelt zich geleidelijk. Voeding speelt mogelijk een rol bij dementie: er kunnen bij cognitieve achteruitgang tekorten in bepaalde micronutriënten ontstaan die mogelijk bijdragen aan verdere cognitieve achteruitgang. Zowel gewichtsverlies als gewichtstoename worden gezien bij patiënten met dementie. De kans op gewichtsverlies is het grootst bij gevorderde dementie en bij dementie met snelle progressie. Gewichtsverlies is gerelateerd aan verhoogde morbiditeit en mortaliteit. Behalve van gewichtsverlies kan er ook sprake zijn van ongewenste gewichtstoename. Dit kan het gevolg zijn van overmatig en ontremd eten en drinken. De behandeling van dementie inclusief de voedingsproblemen wordt uitgevoerd door een multidisciplinair team en is afgestemd op de individuele situatie van de dementerende. De diëtist speelt een belangrijke rol in het multidisciplinaire team.

2.1 Inleiding

Bij het ouder worden gaan de cognitieve processen, zoals herinneren, abstract denken en redeneren, vaak achteruit. Dit wordt beschouwd als een normaal ouderdomsverschijnsel. Bij dementie is er echter sprake van een versnelde achteruitgang van deze functies. De verschijnselen die optreden als gevolg van dementie, zoals

---

Dit hoofdstuk is gebaseerd op het gelijknamige hoofdstuk uit 2010 door S. van Genugten en K. Kouwenoord-van Rixel.

P.M. Boot (✉) · C.H.A. van den Broek
Novicare, Best, Nederland

M. Lautenbach
Zorggroep Groningen, Groningen, Nederland

© Bohn Stafleu van Loghum, onderdeel van Springer Media B.V. 2017
M. Former et al. (Red.), *Informatorium voor Voeding en Diëtetiek*,
https://doi.org/10.1007/978-90-368-1987-9_2

33

cognitieve achteruitgang en neurologische problemen, zijn vaak aanleiding voor diverse voedingsproblemen. Die worden in dit hoofdstuk beschreven.

Er zijn aanwijzingen dat voeding een rol kan spelen bij het ontstaan van dementie. Of voeding ook een bijdrage kan leveren aan de behandeling van dementie, is nog niet duidelijk.

2.2 Prevalentie

Dementie komt voornamelijk voor bij ouderen. Ongeveer 75 % van de mensen met dementie is ouder dan 80 jaar. Naar schatting wordt jaarlijks bij 20.000 mensen de diagnose dementie gesteld (Nederlandse Vereniging voor Klinische Geriatrie 2014) en lijden volgens Alzheimer Nederland naar schatting 260.000 mensen aan de ziekte dementie. Van hen zijn 12.000 mensen jonger dan 65 jaar.

De verwachting is dat het aantal mensen met dementie de komende jaren flink zal stijgen door de toename van het aantal ouderen en door de toegenomen levensverwachting. Naar verwachting zal het aantal mensen met dementie in 2050 zijn opgelopen tot ongeveer een half miljoen. De omvang van dementie neemt sterk toe met de leeftijd: van 10 % bij mensen boven de 65 jaar en ruim 20 % bij mensen boven de 80 jaar tot 40 % bij mensen boven de 90 jaar (Alzheimer Nederland en Vilans 2013).

Mensen met dementie hebben een kortere levensverwachting dan mensen zonder dementie (Dewey en Saz 2001). De levensverwachting hangt af van het subtype dementie en verschilt van persoon tot persoon. Gemiddeld leven mensen acht jaar met dementie, waarvan zes jaar thuis. Het ziekteproces verschilt sterk per persoon, maar is altijd een proces van achteruitgang (Alzheimer Nederland en Vilans 2013).

Dementie is de volksziekte met de hoogste zorgkosten. In 2011 bedroegen de kosten voor dementie 5 % van de totale kosten in de Nederlandse gezondheidszorg. In 2015 zijn de kosten voor verpleeghuiszorg 4,68 miljard, een stijging van meer dan 25 % ten opzichte van 2012 (Factsheet Alzheimer Nederland 2017). Gemiddeld komt er 2,8 % per jaar bij, heeft Alzheimer Nederland becijferd.

2.3 Dementie

Dementie is de naam voor een combinatie van symptomen (een syndroom), waarbij de verwerking van informatie in de hersenen is verstoord. Dementie ontstaat meestal uit een ingewikkeld samenspel van veroudering, genetische gevoeligheid, omgevingsfactoren en leefstijl. Voor de meeste risicofactoren is de kennis over hun relatie met neurocognitieve stoornis nog beperkt (Lemmens en Weda 2015).

Mensen die lijden aan dementie ervaren een sterk verlies van kwaliteit van leven, gemiddeld 71 %. Zij raken hun zelfstandigheid kwijt, hun vermogen om taal te gebruiken, lijden aan persoonlijkheidsveranderingen en verliezen het vermogen om dingen, situaties en mensen te herkennen. Zij ervaren verdriet en angst over dit verlies en moeten hiermee leren omgaan. Voor naasten van mensen met dementie bestaat een groot risico op overbelasting en depressie. Zij maken een proces door van verlies en rouw, al tijdens het leven van hun naaste (Alzheimer Nederland en Vilans 2013).

2.3.1 Klinische verschijnselen van dementie

Dementie begint meestal sluipend en ontwikkelt zich geleidelijk. De symptomen verschillen sterk per persoon. Afhankelijk van de aangedane hersengebieden en de vorm van de dementie komen de symptomen in wisselende combinaties en ernst voor. Het belangrijkste gevolg van dementie is cognitieve achteruitgang.

Cognitieve stoornissen als gevolg van dementie zijn onder te verdelen in (Lemmens en Weda 2015):

– geheugenstoornis: een verminderd vermogen om nieuwe informatie aan te leren of zich eerder geleerde informatie te herinneren;
– afasie: zich niet goed meer kunnen uitdrukken in woord of schrift en/of gesproken of geschreven taal niet goed meer begrijpen;
– apraxie: geen doelbewuste handelingen kunnen uitvoeren;
– agnosie: geen objecten meer kunnen herkennen;
– stoornis in uitvoerende functies: niet meer kunnen abstraheren, logische gevolgtrekkingen maken, organiseren, plannen maken, doelgericht handelen;
– stoornissen in aandacht/concentratie en/of mentale verwerkingssnelheid;
– stoornissen in visueel-ruimtelijke of -constructieve vaardigheden.

Naast cognitieve beperkingen kunnen personen met dementie last hebben van stemmings- en/of gedragsveranderingen, zoals depressie- en/of angstklachten, apathie, hyperactiviteit, rusteloos gedrag en agitatie, wanen en hallucinaties (Lemmens en Weda 2015). De behandeling is vaak ook gericht op deze symptomen. Tijdens het beloop van dementie worden verschillende belevingsfasen onderscheiden en is er sprake van omkering van de levensloop.

2.3.2 Vormen van dementie

De meest voorkomende vormen van dementie zijn de ziekte van Alzheimer, vasculaire dementie, een combinatie van deze twee, Lewy-body dementie (LBD) en frontotemporale dementie (het frontalekwabsyndroom). Daarnaast kan dementie optreden bij tientallen andere ziekten (Alzheimer Nederland en Vilans 2013). In de DSM-5 is de naam dementie weliswaar vervangen door 'neurocognitieve stoornis', maar in de praktijk wordt 'dementie' nog gehanteerd.

Vaak begint de ziekte met een geleidelijke vermindering van het kortetermijngeheugen. Vervolgens vindt ook aantasting plaats van het langetermijngeheugen en krijgt de patiënt problemen met denken en taal (Vilans 2017).

Voor de diagnostische criteria van dementie, de ziekte van Alzheimer, vasculaire dementie, frontotemporale dementie, LBD, ziekte van Creutzfeldt-Jakob en licht cognitieve stoornissen, geen dementie (MCI) verwijzen wij naar de 'Richtlijn Diagnostiek en Behandeling van dementie' (2014) van de Nederlandse Vereniging voor Klinische Geriatrie.

2.3.2.1 Ziekte van Alzheimer

Ongeveer 70 % van de mensen met dementie heeft de ziekte van Alzheimer. Bij deze mensen valt vaak als eerste de geheugenproblematiek op (Vilans 2017). In de hersenen van alzheimerpatiënten zijn afwijkingen te zien die bij sommige mensen zonder dementie ook voorkomen: de zogeheten plaques en tangles. Beide zijn eiwitten, die neerslaan in de hersenen: tussen de hersencellen of in de wand van de hersenbloedvaten. Deze eiwitten belemmeren daarmee de communicatie tussen zenuwcellen, en dat tast het denken en het geheugen aan. Het is overigens niet gezegd dat deze neergeslagen plaques en tangles alzheimer veroorzaken, maar ze vormen wel een risicofactor, naast onder andere een hoge bloeddruk en een hoog cholesterolgehalte.

Bij deze hersenaandoening is een belangrijk criterium dat de dementie geleidelijk aan is ontstaan en langzaam verergert (www.hersenstichting.nl). Vergeetachtigheid is het meest in het oog springende verschijnsel. Het opnemen van nieuwe informatie lukt niet meer en er ontstaan problemen met lezen, praten, schrijven en rekenen. Verder gaan ook andere cognitieve functies (het vermogen te denken, oordelen en begrijpen) verloren. Zelfstandig handelen en het nemen van initiatieven worden bemoeilijkt en raken onder het vroegere niveau. Vaak raakt iemand gedesoriënteerd in tijd en/of plaats en gaan sociale vaardigheden verloren. Geheugenstoornissen kunnen alzheimerpatiënten achterdochtig maken. Ongeveer de helft van de alzheimerpatiënten heeft last van wanen: overtuigingen die niet met de realiteit overeenkomen. Deze zijn meestal achterdochtig getint. Zo kan de patiënt denken dat hij bedrogen of bestolen is door zijn partner of verzorgers. Soms hallucineert hij: hij ziet of hoort dingen die er niet zijn. Mensen met alzheimer krijgen met name problemen met alledaagse activiteiten, die bijvoorbeeld steeds onhandiger worden uitgevoerd. Tegelijkertijd blijft het gangbare sociale contact nog lange tijd in stand, hetgeen buitenstaanders ten onrechte de indruk kan geven dat er niets aan de hand is (Hersenstichting 2017).

2.3.2.2 Vasculaire dementie (VaD)

Vasculaire dementie (VaD) is een van de meest voorkomende soorten dementie. Problemen in de doorbloeding van de hersenen veroorzaken deze ziekte. Ongeveer

16 % van de mensen met dementie heeft stoornissen in de hersendoorbloeding. Veel mensen met VaD hebben hart- en vaatziekten (gehad), bijvoorbeeld langdurig een hoge bloeddruk, hartritmestoornissen, suikerziekte en TIA's (kortdurende afsluiting van een bloedvat in de hersenen). Ook is het mogelijk dat iemand een of meerdere beroertes heeft gehad voordat de dementie begon.

Welke symptomen iemand met VaD heeft, hangt af van het hersengebied dat beschadigd is geraakt. Eigenlijk bestaan er dus verschillende soorten vasculaire dementie. Wat opvalt bij mensen met VaD is dat ze langzamer gaan denken, spreken en handelen. Ze kunnen zich moeilijker concentreren. Naast de geestelijke achteruitgang kan iemand ook lichamelijke verschijnselen hebben. Er kan bijvoorbeeld verlamming, spierverstijving of gevoelsverlies ontstaan (www.alzheimer-nederland.nl).

2.3.2.3 Frontotemporale dementie (FTD)

Frontotemporale dementie (FTD) komt vaak voor op jongere leeftijd. Deze aandoening is ook bekend als de ziekte van Pick. Veranderingen in het gedrag vallen meestal als eerste op. Ook taal en spraak kunnen aangetast zijn. FTD ontstaat doordat hersencellen in de frontaalkwab (gedragsgebied) en de temporaalkwab (taalgebied) afsterven. De eerste verschijnselen van FTD zijn afhankelijk van de plaats in de hersenen die beschadigd raakt. Meestal ontstaan er eerst veranderingen in gedrag, persoonlijkheid en spraak. Pas in een later stadium krijgen mensen met frontotemporale dementie geheugenproblemen (www.alzheimer-nederland.nl).

2.3.2.4 Dementie met Lewy-bodies (LBD)

Een kleine groep van de mensen met dementie, meestal ouder dan 65 jaar, heeft Lewy-body dementie (LBD). Iemand met deze ziekte ondervindt sterke schommelingen in de achteruitgang van zijn verstandelijk functioneren (Vilans 2017). LBD is te herkennen aan schommelingen in iemands geestelijke achteruitgang. Ook hebben LBD-patiënten vaak verschijnselen van de ziekte van Parkinson. Denk aan tremoren (beven van lichaamsdelen zoals handen), stijfheid, langzame beweging, een gebogen houding en een afwijkende manier van lopen.

Iemand met LBD heeft in het begin geen geheugenproblemen of moeite met het uitvoeren van handelingen. Vaak valt het op dat iemand aandachtsstoornissen krijgt. Ook kan iemand visuele hallucinaties krijgen: hij ziet dingen die er niet zijn. Dit maakt het moeilijker om deze vorm van dementie te herkennen. Een extra probleem is dat mensen met Lewy-body dementie vaak erg gevoelig zijn voor de bijwerkingen van de medicijnen tegen hallucinaties (www.alzheimer-nederland.nl).

2.3.2.5   Ziekte van Creutzfeldt-Jakob (CJD)

De ziekte van Creutzfeldt-Jakob (CJD) is een zeldzame hersenziekte. Hersencellen sterven in snel tempo af.

CJD begint vaak met wat vage, psychische veranderingen. In het begin lijkt iemand overspannen of neerslachtig, maar binnen een paar weken krijgt iemand met Creutzfeldt-Jakob ernstige geheugenstoornissen en problemen met bewegen, spreken en het verwerken van wat hij ziet. De aandoening wordt veroorzaakt door speciale eiwitten, zogeheten 'prionen'. Deze eiwitten wijken af van normale eiwitten in ons lichaam. Hierdoor veroorzaken ze allerlei ziekteverschijnselen. Bij de meeste mensen met CJD is de precieze oorzaak van de ziekte onbekend. Bij 10–15 % van de CJD-patiënten is er sprake van een erfelijke oorzaak (www. alzheimer-nederland.nl).

2.3.2.6   Licht cognitieve stoornissen, geen dementie (MCI)

Indien er wel cognitieve stoornissen aanwezig zijn, maar geen dementie, krijgt de patiënt de diagnose 'lichte cognitieve stoornissen, geen dementie' (NVKG 2014). 'Mild Cognitive Impairment' (MCI) betekent 'milde cognitieve stoornis'. Iemand met MCI heeft problemen met het geheugen of met een andere hersenfunctie, maar hij kan vaak nog zo goed als normaal functioneren in het dagelijks leven. MCI kan een voorstadium van dementie zijn, maar dit hoeft niet.

Mensen met een MCI hebben vaak last van geheugenproblemen, maar ze kunnen ook moeite hebben met het overzicht houden of het uitvoeren van handelingen. De klachten zijn minder ernstig dan bij dementie. Vaak vergeet iemand de details van een gebeurtenis of handeling, terwijl mensen met dementie de hele gebeurtenis vergeten (www.alzheimer-nederland.nl).

2.3.3   Belevingsstadia bij dementie

Mensen met dementie doorlopen een aantal stadia.

Voorstadium Het voorstadium is de fase waarin zich de eerste verschijnselen van dementie voordoen. Men krijgt last van geheugenproblemen. Ondanks dat deze vergeetachtigheid als hinderlijk wordt ervaren, kan men er toch goed zelfstandig mee leven. Een hulpmiddel als een agenda kan in deze fase nuttig zijn. Kenmerken van het voorstadium zijn dat er problemen ontstaan met het maken van plannen, dat men moeite heeft met het omgaan met nieuwe situaties, dat er frustratie is wanneer men te veel dingen aan zijn hoofd heeft of dat er irritatie en angst ontstaan bij het ervaren van de geheugenproblemen (Vilans 2017).

Stadium 1: het bedreigde ik In het eerste stadium – het bedreigde ik – is er sprake van een eerste confrontatie met dementie. Deze wordt als een bedreiging ervaren. De patiënt vergeet soms dingen, kan zich moeilijker uitdrukken en kan woorden niet vinden. Dit zorgt voor een crisissituatie en hij probeert zijn beginnende dementie te ontkennen en zo veel mogelijk te verstoppen voor de buitenwereld.

Kenmerkende symptomen voor het stadium 'het bedreigde ik' zijn:

- er is een identiteitscrisis;
- verlies van het kortetermijngeheugen en daarna geleidelijk ook verlies van het langetermijngeheugen;
- het denken verloopt trager;
- het taalgebruik is minder goed;
- het handelen verloopt trager;
- er is een verminderd sociaal aanpassingsvermogen (= decorumverlies);
- er is wel ziektebesef, maar geen ziekte-inzicht.

Bij de bejegening van mensen die zich in dit eerste stadium van dementie bevinden, is het van belang te proberen het gevoel van angst en onveiligheid te verminderen, de persoon te informeren over de concrete werkelijkheid om hem heen (=realiteitsoriëntatie) en een beroep te doen op vaardigheden die niet achteruit zijn gegaan (Vilans 2017).

Stadium 2: het verdwaalde ik Het tweede stadium kenmerkt zich vooral door angst. De patiënt met dementie heeft steeds minder houvast aan zichzelf en aan de realiteit: hij verliest de controle over het eigen leven. Iedere nieuwe situatie zorgt voor paniek, voor grote onzekerheid. Het geheugen gaat steeds verder achteruit, de oriëntatie verloopt steeds gestoorder en het verleden wordt meer en meer herbeleefd.

Kenmerkende symptomen voor het stadium 'het verdwaalde ik' zijn:

- de geheugenstoornissen worden steeds uitgebreider;
- er wordt meer in het verleden geleefd;
- vragen als 'wie ben ik' en 'waar ben ik' staan centraal;
- de oriëntatie raakt steeds meer verstoord;
- er is meer motorische onrust, waarbij ook dwaalneigingen of omkering van het dag- en nachtritme kunnen optreden;
- de belangstelling neemt af en de belevingswereld wordt kleiner;
- de zelfstandigheid neemt af;
- de motoriek gaat zichtbaar achteruit;
- de bewegingen zijn niet meer doelgericht;
- de identiteitscrisis van het vorige stadium wordt nu identiteitsverwarring.

Bij de bejegening van mensen die zich in dit stadium bevinden, gaat het er vooral om houvast te bieden en de dagelijkse leefomgeving te structureren. Verder is het belangrijk zo veel mogelijk aan te sluiten bij interesses en behoeften (Vilans 2017).

Stadium 3: het verborgen ik In het derde stadium is er wel degelijk nog contact mogelijk, maar moet de zorgmedewerker het initiatief nemen. Het contact bestaat niet zozeer uit het voeren van lange gesprekken, maar gaat meer om oogcontact, aanraking, het benoemen van gevoelens en spiegelen. Deze techniek heet 'validation'. Methoden om contact te maken krijgen steeds meer een zintuiglijk karakter en doen een beroep op voelen, ruiken, horen, zien en proeven.

Bij de bejegening van mensen die zich in dit stadium van dementie bevinden, is het van belang dat het aanbod aansluit op de directe zintuiglijke behoeften (warmte, rust, prettige sfeer) en beleving (warm/koud, honger/dorst, pijn). Een rustige, prikkelarme omgeving is vaak prettig.

Adviseer geen validatietherapie ter verbetering van gedrag of stemming bij personen met dementie (NVKG 2014).

Stadium 4: het verzonken ik In het vierde en laatste stadium van dementie is er sprake van een verdere terugkeer naar de basisbehoeften. In deze fase is er alleen nog contact mogelijk via sensorische en motorische prikkels. De cliënt wordt volledig afhankelijk van anderen. Uiteindelijk zal hij bedlegerig of rolstoelgebonden worden en overlijden.

Kenmerkende symptomen voor het stadium 'het verzonken ik' zijn:

- volledige afhankelijkheid van anderen;
- het vermogen om te kauwen en slikken gaat verloren;
- geheugen en taal zijn minimaal: de communicatie is ernstig verstoord;
- er treedt een foetushouding op;
- er is verlatingsangst;
- de cliënt is bang alleen gelaten te worden;
- er is een totaal identiteitsverlies.

Bij de bejegening van mensen die zich in dit stadium van dementie bevinden, is het van belang in te spelen op de lichamelijke behoeften, lichamelijk contact te maken, te praten (zacht, rustig – de woorden zijn niet belangrijk) en prettige zintuiglijke prikkels aan te bieden (Vilans 2017).

2.3.3.1 Omkering van de levensloop

Naarmate de dementie vordert, gaat de dementerende steeds meer in het verleden leven. Leven met het verleden (herinneren, waarbij je je bewust bent dat het gaat om iets in het verleden) verschuift naar leven in het verleden (herbeleven). Het gaat hierbij meestal om belevingen die grote betekenis hadden in het vroegere leven, zoals moeder worden en naar het werk gaan. De dementerende gaat zich hier ook naar gedragen. Vroegere ingrijpende ervaringen met de bijbehorende gevoelens komen terug. In het eindstadium valt de dementerende terug op vroegkinderlijke ervaringen (Verdult 1997). In het dementeringsproces herhaalt zich zijn levensloop door het proces van retrogenese (Verdult 2003).

2.3.4 Rol van voeding bij het ontstaan van dementie

Het is alom bekend dat grote deficiënties in verschillende micronutriënten, zoals thiamine, foliumzuur en vitamine B12, voorkomen bij cognitieve stoornissen en er wordt aangenomen dat mogelijk meer deficiënties in nutriënten bijdragen aan en het verergeren van cognitieve achteruitgang (Volkert et al. 2015). Vitamine B12 is essentieel voor de erytropoëse, het functioneren van zenuwcellen en de stofwisseling van homocysteïne en methionine, samen met onder andere foliumzuur. Dieronderzoeken en gevalsbeschrijvingen tonen aan dat een tekort aan vitamine B12 kan leiden tot anemie, axonale degeneratie en demyelinisatie. Axonale degeneratie is een beschadiging of functiestoornis van de lange uitlopers van de zenuwcellen, demyelinisatie is een beschadiging of functiestoornis van de beschermlaag om de axon heen. Dit kan cognitieve achteruitgang en dementie tot gevolg hebben. De NHG-Standaard Dementie concludeert dat vitamine B12-deficiëntie op pathofysiologische grond een rol kan spelen bij het ontstaan van dementie. Dit is echter niet in klinisch onderzoek aangetoond (NHG 2012).

Het drinken van grote hoeveelheden alcohol, ook episodisch (bingedrinken), kan cerebrale schade veroorzaken. Er bestaat geen consensus over de criteria van 'alcohol(gerelateerde) dementie', waardoor de schattingen van de prevalentie uiteenlopen. Een door alcohol en/of slechte voeding veroorzaakt thiamine-(vitamine B1-)tekort kan leiden tot een ernstige geheugenstoornis (syndroom van Korsakov), dat in een deel van de gevallen vooraf wordt gegaan door een oogspierparese, nystagmus (onwillekeurige ritmische bewegingen van de oogbollen), ataxie (coördinatiestoornis), perifere sensorische polyneuropathie, verwardheid of sufheid (Wernicke-encefalopathie). Er zijn aanwijzingen voor een beschermend effect van matig alcoholgebruik op het ontstaan van de ziekte van Alzheimer. Overmatig alcoholgebruik is geassocieerd met ernstige neurologische afwijkingen en geheugenstoornissen (NHG 2012).

2.4 Diagnostiek

De eerste tekenen van mogelijke dementie worden vaker nog door de naasten dan door de patiënt zelf opgemerkt. Concrete signalen die op de aanwezigheid van dementie wijzen, zijn bijvoorbeeld geheugenproblemen, verandering van gedrag, depressie, achterdocht, verwaarlozing, vermagering en soms al overbelasting van naasten. Het doel van diagnostiek is duidelijkheid te krijgen over de aard, ernst, oorzaak en prognose van de dementie.

Bij een vermoeden van dementie vindt ziektediagnostiek plaats. Daarnaast vindt zorgdiagnostiek plaats. De huisarts kan de diagnostiek zelf uitvoeren, maar kan ook de specialist ouderengeneeskunde/sociaal geriater consulteren of de patiënt verwijzen voor gedeeltelijke of gehele diagnostiek in een gespecialiseerd centrum.

Ziektediagnostiek

Hierbij worden de volgende onderzoeken aanbevolen: medische voorgeschiedenis, anamnese en heteroanamnese, (psychiatrische) observatie, Mini-Mental State Examination (MMSE), (gericht) lichamelijk onderzoek, laboratoriumonderzoek (NVVA en NHG 2009). Bij laboratoriumonderzoek worden op zijn minst de volgende laboratoriumwaarden bepaald: Hb, HtMCV, BSE, glucose, TSH en creatinine, tenzij recentelijk bepaald. Vitamine B1, B6, B12, foliumzuur, natrium en kalium worden op indicatie bepaald (bij gastro-intestinale comorbiditeit, alcoholabusus, diuretica, SSRI en afwijkend voedingspatroon) (NVVA 2008).

Zorgdiagnostiek

Dit vindt naast ziektediagnostiek plaats. Bij zorgdiagnostiek worden onder andere in kaart gebracht: lichamelijke gezondheid, zelfredzaamheid, veiligheid (waaronder autorijden) en beheer geldzaken, belasting en belastbaarheid van de centrale verzorger, aanwezige en noodzakelijke informele en professionele hulpverlening, de kracht en stabiliteit van het familiesysteem, woonomstandigheden, cognitieve stoornissen, gedrag en beleving, persoonlijkheid en copingstijl, dagstructuur en bezigheden (NVVA en NHG 2009).

De *Richtlijn Diagnostiek en Behandeling van dementie* beschrijft dat er bij een steeds grotere, vooral oudere, groep patiënten sprake is van een dementiesyndroom met gemengde pathologie in de hersenen (NVKG 2014).

Voor criteria van de ziekte van Alzheimer, Lewy-body dementie, frontotemporale dementie, vasculaire dementie, ziekte van Creutzfeldt-Jakob en licht cognitieve stoornissen (geen dementie) verwijzen wij naar de *Richtlijn Diagnostiek en Behandeling van dementie* (2014) van de Nederlandse Vereniging voor Klinische Geriatrie.

2.5 Behandeling

2.5.1 Doel van de behandeling

Omdat tot op heden het dementieproces niet vertraagd of gestopt kan worden, is het doel van de huidige behandeling gericht op de symptomen van dementie en het handhaven of verbeteren van de kwaliteit van leven van de patiënten en hun naasten. De behandeling heeft medische, psychologische en sociale componenten en wordt gegeven door multidisciplinaire teams.

In alle stadia van de ziekte en ongeacht de plaats waar de dementerende zich bevindt, zijn de interventies gericht op:

– benutting van de functionele mogelijkheden;
– compensatie van beperkingen;
– behoud van autonomie, eigenheid en waardigheid;
– versterking van communicatiemogelijkheden en behoud van sociaal contact;
– versterking van het gevoel van veiligheid;

- benutting van de mogelijkheden om te genieten;
- acceptatie van de ziekte en steun bij het zoeken naar manieren om ermee om te gaan;
- beperking van de gevolgen van bijkomende somatische aandoeningen, gedragsontregelingen en psychiatrische verschijnselen.

De behandeling moet regelmatig worden geëvalueerd en bijgesteld. Omdat de manier waarop dementie zich manifesteert en verloopt, sterk individueel verschilt, zijn een individuele benadering en een individueel behandel- en zorgplan nodig. Ondersteuning van de mantelzorgers is een vast onderdeel van de behandeling.

2.5.2 Medicamenteuze therapie

Er is op dit moment nog geen genezende medicatie beschikbaar voor welke neurodegeneratieve vorm van dementie dan ook. In de herziene *Richtlijn Diagnostiek en Behandeling van dementie* worden aanbevelingen gedaan voor symptomatische therapie met cholinesteraseremmers en memantine. Bij de medicamenteuze behandeling van neuropsychiatrische symptomen kunnen antipsychotica of antidepressiva voorgeschreven worden. Verder kunnen psychofarmaca, gericht op de behandeling van verschijnselen van dementie, worden toegepast. Antipsychotica worden gegeven als er sprake is van wanen, hallucinaties en agitatie. Antidepressiva worden gegeven bij depressie en gedragsstoornissen, zoals agressie en agitatie (NVKG 2014). Ter bevordering van het welbevinden moeten aandoeningen, zoals hypertensie, diabetes, vitamine B-deficiëntie, parkinsonisme, evenwichtsstoornissen, infecties en gehoor- en gezichtsstoornissen tijdig worden gesignaleerd en behandeld.

2.5.3 Psychosociale en overige non-farmacologische interventies

Psychosociale interventies zijn niet-medicamenteuze interventies bij personen met dementie, mantelzorgers en zorgmedewerkers. Interventies gericht op personen met dementie zijn bedoeld om cognitieve, stemmings- en neuropsychiatrische symptomen (zoals angst, somberheid, agitatie, agressie, apathie, ontremming) te verminderen of hun kwaliteit van leven te bevorderen (NVKG 2014).

Psychosociale interventies richten zich bij de patiënt en de mantelzorger op het verwerken van de diagnose en het leren omgaan met de ziekte. Psychosociale interventies die gericht zijn op de behoeften van patiënt en mantelzorger, intensief zijn en uit meerdere onderdelen bestaan ('multicomponent'), zijn vaker effectief dan niet-multicomponente ondersteuning en leiden tot uitstel van opname in een verpleeghuis. Interventies gericht op beweging en ergotherapie beogen het fysiek en ADL-functioneren zo lang mogelijk intact te houden of te verbeteren (NHG 2012).

Voor personen met dementie wordt lichaamsbeweging, bijvoorbeeld meerdere malen per week dertig minuten wandelen, geadviseerd ter verbetering van cognitie, conditie en stemming (NVKG 2014).

2.6 Voedingsinterventie

Oudere mensen die lijden aan dementie hebben een verhoogd risico op ondervoeding als gevolg van verschillende voedingsproblemen. Hierbij rijst de vraag welke interventies effectief zijn bij het handhaven van adequate voedingsinname en voedingstoestand gedurende de ziekte (Volkert et al. 2015). De kwaliteit van leven kan bevorderd worden door uitstel van ziekte die te danken is aan een betere voedingstoestand. Daardoor vindt uitstel plaats van beperkingen, zodat ouderen langer zelfstandig kunnen functioneren (Hoor-Aukema 2014).

2.6.1 Energie en macronutriënten

Zowel gewichtsverlies als gewichtstoename wordt gezien bij patiënten met dementie. Soms wisselen periodes van gewichtstoename en -verlies elkaar af. Als de dementerende door zelfverwaarlozing is vermagerd, treedt er vaak een gewenste gewichtstoename op als de dementerende in het verpleeghuis wordt opgenomen.

2.6.1.1 Gewichtsverlies

Waarschijnlijk wordt het gewichtsverlies veroorzaakt door een combinatie van een verminderde voedselinname en een verhoogd energieverbruik. Onderzoek uit het verleden toonde aan dat er bij dementie geen sprake is van verhoogd rustmetabolisme of hypermetabolie (Binsbergen 2001). Soms is er ook sprake van gewichtsverlies ondanks een voldoende of zelfs verhoogde energie-inname. Een toegenomen energiebehoefte wordt waarschijnlijk veroorzaakt door toegenomen activiteit, zwerfgedrag of motorische agitatie. Om de precieze oorzaak van gewichtsverlies bij dementie vast te stellen is meer onderzoek nodig.

De mate van gewichtsverlies is wisselend. Periodes zonder of met weinig gewichtsverlies worden afgewisseld met periodes van groot gewichtsverlies. Vaak treedt gewichtsverlies al op voor opname in het verpleeghuis. De kans op gewichtsverlies is het grootst bij gevorderde dementie en bij dementie met snelle progressie. Gewichtsverlies is gerelateerd aan verhoogde morbiditeit en mortaliteit.

Toch komt ook in het verpleeghuis ondervoeding vaak voor bij dementerenden. Dit heeft negatieve gevolgen voor de lichamelijke toestand van bewoners en hun kwaliteit van leven. Ondervoeding kan leiden tot verlies van spiermassa, decubitus, verminderde darmwerking (hogere kans op infecties), een daling van de weerstand (hogere kans op infecties), en verder tot lusteloosheid, depressie, slikproblemen en overlijden door aspiratiepneumonie. Bij thuiswonende dementerenden zal ondervoeding de opname in een verpleeghuis versnellen.

Ter preventie van ondervoeding, en daarmee het fragieler worden van ouderen, dient het gewicht (BMI 22–28 kg/m^2) en de spiermassa/spierkracht te worden behaald/behouden en dient afname van spiermassa te worden voorkomen (Hoor-Aukema 2014). De individuele energiebehoefte bij het behalen/behouden van een gezond gewicht en spiermassa/spierkracht kan worden berekend met behulp van de herziene Harris en Benedict-formule van Roza en Shizgal uit 1984 (Academisch Ziekenhuis Maastricht 2017; Roza en Shizgal 1984) *of* de FAO/WHO/UNU-formule (Stuurgroep Ondervoeding 2013). De 'Innovatiekring Dementie' geeft praktische tips in het geval dat een dementerende (te) weinig eet (www.innovatiekringdementie.nl).

Kenmerken van ondervoede patiënten zijn verlies van lichaamsgewicht en spiermassa, daling van de weerstand, verhoogde kans op complicaties, zoals infecties en decubitus, en een vertraagde wondgenezing. Deze situatie kan tot een negatieve gezondheidsspiraal leiden. Dit veroorzaakt een langere opnameduur, verhoogd medicijngebruik, toename van de zorgcomplexiteit en afname van de kwaliteit van leven (www.stuurgroepondervoeding.nl).

2.6.1.2 Gewichtstoename

Behalve van gewichtsverlies kan er ook sprake zijn van ongewenste gewichtstoename. Dit kan het gevolg zijn van overmatig en ontremd eten en drinken (Verdult 2003). Ontremming bij eten kan zich uiten als: gulzig eten, vraatzucht en eten zolang er eten is (Verenso 2008). Dit ontremd gedrag kan vervolgens leiden tot overmatig eten en drinken met als gevolg ongewenste gewichtstoename.

2.6.1.3 Macronutriënten

Er is momenteel geen bewijs dat macronutriënten het verloop van dementie (cognitieve en functionele achteruitgang) kunnen wijzigen (Alzheimer's Disease International 2014). Het advies is te streven naar een adequate inname conform de *Richtlijnen goede voeding* (Gezondheidsraad 2015).

Het macronutriënt eiwit verdient wel extra aandacht, omdat een eiwitinname van 1,0 g of 1,2 g/kg lichaamsgewicht een gunstige werking heeft op het tegengaan van sarcopenie (Hoor-Aukema 2014). Indien er sprake is van ondervoeding, wordt onderscheid gemaakt naar geslacht voor wat betreft de hoeveelheid eiwit die wordt geadviseerd. Voor ondervoede geriatrische mannelijke patiënten geldt een eiwitverrijkt dieet van 1,2 tot 1,5 g/kg lichaamsgewicht (BMI 27) en voor vrouwelijke patiënten een eiwitverrijkt dieet van 1,2 g/kg lichaamsgewicht (BMI 27) (Hoor-Aukema 2014). Voor een optimale benutting van de eiwitten uit de voeding worden

deze bij voorkeur gelijkelijk verdeeld over de maaltijden aangeboden, wat neer-
komt op minimaal 25 gram eiwit per maaltijd (Stuurgroep Ondervoeding 2013).

2.6.2   Vitamines en mineralen

Er is momenteel geen bewijs dat micronutriënten het verloop van dementie (cognitieve en functionele achteruitgang) kunnen beïnvloeden (Alzheimer's Disease
International 2014). De volgende supplementen dragen niet bij aan het corrige-
ren van cognitieve stoornissen of preventie van verdere cognitieve achteruitgang,
tenzij er aanwijzingen zijn van deficiëntie: vitamine B6, vitamine B12 en/of foliumzuur. Ook suppletie van omega-3-vetzuur, vitamine B1, vitamine E, selenium,
koper en vitamine D draagt niet positief bij aan het cognitieve vermogen (Volkert
et al. 2015). Streef naar een adequate inname conform de *Richtlijnen goede voeding* (Gezondheidsraad 2015).

Vitamine D dient daarentegen wel te worden gesuppleerd, maar met een ander
doel. Voor ouderen vanaf 70 jaar zijn er op basis van onderzoek overtuigende
aanwijzingen dat tien tot twintig microgram extra vitamine D per dag het risico
op botbreuken kan verminderen. Aannemelijk is verder dat een dergelijke dosis
vitamine D het risico op vallen reduceert bij kwetsbare ouderen. Dit niveau van
inname correspondeert met een streefwaarde van het serum 25OHD-gehalte, ofwel
het serum 25-hydroxyvitamine D-gehalte, van ten minste vijftig nmol per liter. Om
ervoor te zorgen dat (vrijwel) de hele groep 70-plussers deze streefwaarde haalt,
stelt de commissie de dagelijkse behoefte vast op 20 microgram vitamine D per
dag (Gezondheidsraad 2012).

2.6.3   Vocht

Aspecten van veroudering zijn de afname van het totale lichaamsvocht, een verminderd dorstgevoel en afname van het concentrerend vermogen van de nieren
(Hoor-Aukema 2014). Zoals bij alle ouderen neemt ook bij ouderen met dementie
het dorstgevoel en de prikkel om te drinken af. De aanbevolen hoeveelheid vocht
voor ouderen bedraagt 1.700 ml per dag, waarbij rekening gehouden dient te worden met de individuele variatie.

Er is sprake van dehydratie als er meer vocht wordt uitgescheiden dan er in het
lichaam opgenomen wordt. Dehydratie is de meest voorkomende vocht- en elek-
trolytenstoornis in de ouderenpopulatie met en zonder dementie. Dehydratie leidt
tot een verhoogd risico op morbiditeit en mortaliteit.

Onderzoeken tonen aan dat dehydratie geregeld voorkomt in instellingen voor
langdurige zorg, zoals het verpleeghuis. De prevalentie varieert van 45 tot zelfs
97 % bij de verpleeghuisbewoners. Voor de Nederlandse situatie is geen wetenschappelijk onderzoek voorhanden.

Dehydratie is te herkennen aan onder andere sufheid, een lage bloeddruk, droge tong en slijmvliezen, een verslechterde spraak met verslikkingsgevaar, een afgenomen huidturgor en urineproductie, ingezonken ogen en gewichtsafname (meer dan één kg per dag). Dehydratie komt dus geregeld voor bij verpleeghuisbewoners, waarbij het risico vergroot is bij ouderen met dementie vanwege onder andere het afnemen van de dorstprikkel en de toenemende afhankelijkheid van het verzorgend personeel (Paulis en Pullens 2016). Verder kan dehydratie een delier uitlokken (NHG 2014) en verwardheid (Hoor-Aukema 2014). Chronische dehydratie kan de symptomen van dementie verergeren en obstipatie veroorzaken.

Voor praktische tips om de dagelijkse vochtinname te verhogen verwijzen wij naar de 'Innovatiekring Dementie' (www.innovatiekringdementie.nl).

2.6.4 Reuk en smaak

Ouderen met dementie lijken een slecht gevoel voor geur te hebben en een verminderd vermogen om geuren te identificeren (PubMed Health 2016). Het wegvallen van reuk of smaak verandert het eetgedrag. Deze ouderen gaan bijvoorbeeld minder eten van bepaalde gerechten of voedingsmiddelen smaken niet (www.reukensmaakcentrum.nl).

Speeksel speelt een essentiële rol in het op gang brengen van de smaakoverdracht. Vast voedsel wordt opgelost in het speeksel en de smaakstoffen worden via het speeksel getransporteerd naar de smaakorgaantjes (www.kno.nl, 2017). Smaken zijn alleen waarneembaar als ze opgelost zitten in speeksel, en een goede speekselproductie helpt dan ook bij het proeven van eten (www.reukensmaakcentrum.nl). Veel kwetsbare ouderen, zoals mensen met dementie, gebruiken dagelijks vijf of meer verschillende geneesmiddelen (polyfarmacie) (www.alzheimer-nederland.nl; www.volksgezondheidenzorg.info). Sommige medicijnen hebben een remmende werking op de speekselproductie (NVVA et al. 2007). Een verslechtering van de speekselproductie en -secretie resulteert in het algemeen in een reductie van de smaakgewaarwording (Vissink et al. 2001).

2.6.5 Ambiance

Omgevingsfactoren, zoals meubilair, tafelgenoten, geluiden, geuren, temperatuur, verlichting, (portie)grootte en presentatie van het eten, spelen een belangrijke rol tijdens de maaltijden. Ze kunnen de inname van voedsel beïnvloeden. Zo kan het eten in gezelschap de inname van voeding verhogen.

Bij verpleeghuisbewoners zonder dementie is in een gerandomiseerd onderzoek aangetoond dat het veranderen van de sfeer naar een huiselijker stijl (tafelkleed, servetten, de maaltijden geserveerd op de tafel, individuele keuze van portiegrootte, personeel zit aan tafel en praat met de bewoners) resulteerde in een significante stijging van de voedselinname, fysieke prestaties, kwaliteit van leven en voorkwam een daling van de BMI. Ondanks deels tegenstrijdige resultaten en de beperkte kwaliteit van de meeste studies lijkt het duidelijk dat de voedselinname van personen met dementie positief kan worden beïnvloed door een sfeer tijdens de maaltijden te creëren, waar bewoners kunnen ontspannen en zich comfortabel en veilig voelen (Volkert et al. 2015).

De 'Innovatiekring Dementie' geeft praktische tips om de ambiance tijdens de maaltijden te optimaliseren om zo de voedingsstatus en het welzijn van de bewoners positief te beïnvloeden (www.innovatiekringdementie.nl).

2.6.6 Slikproblemen

Naarmate de dementie vordert, kunnen stoornissen ontstaan zoals kauw- en slikproblemen. Deze stoornissen kunnen leiden tot aspiratiepneumonie. Dit is een veel voorkomende doodsoorzaak bij patiënten met dementie. Ter preventie van aspiratiepneumonie kan aangepaste consistentie van voeding en vocht noodzakelijk zijn (Volkert et al. 2015). Bij afwijkende consistenties van voeding en vocht dient een gevarieerd voedingsadvies te worden afgestemd met (het consistentieadvies van) de logopedist.

2.6.7 Voedingspreparaten of aanvullende voeding?

Het advies is om bij dementerenden in eerste instantie een zo normaal mogelijk eetpatroon na te bootsen, zo nodig in aangepaste consistentie. Als gevolg van alle voedingsproblemen die bij dementie kunnen voorkomen, kan het lastig zijn om de aanbevolen hoeveelheden voedingsstoffen te behalen. In dergelijke gevallen kan energieverrijkt voedsel met voldoende voedingsstoffen aangeboden worden. Start met energie-/eiwitverrijking van de broodmaaltijden, soep, warme maaltijd, appelmoes, toetje en dranken. Overweeg tweemaal per dag een warme maaltijd aan te bieden. Verstrek driemaal per dag energie- en eiwitrijke tussendoortjes. Houd rekening met de portiegrootte en het tijdstip van aanbod. Ook fingerfood is te overwegen. Met fingerfood, oftewel 'eten met je handen', kunnen mensen met dementie langer hun zelfstandigheid en waardigheid behouden. Het kan ook een oplossing zijn voor mensen die niet de rust hebben om aan tafel te zitten, maar bijvoorbeeld wel lopend willen eten. Voorbeelden van fingerfood zijn krieltjes, gehaktballetjes en broccolipartjes. Op de website van de 'Innovatiekring Dementie' zijn enkele praktische tips te vinden voor fingerfood (www.innovatiekringdementie.nl).

Verder zijn er kant-en-klare producten verkrijgbaar die extra voedingsstoffen, bijvoorbeeld calorieën en eiwitten, leveren. De producten kunnen tijdens het ontbijt, de lunch en als tussendoortje worden gegeten of gedronken. Hiermee hoeft er minder aan het vertrouwde voedingspatroon gewijzigd te worden. Vaak zijn deze producten te bestellen via internet, bij de supermarkt of het winkeltje in het ziekenhuis.

Als met verrijkte voeding de dieetdoelen, zoals preventie van ondervoeding en decubitus, niet behaald kunnen worden, kunnen (medische) voedingspreparaten of aanvullende (medische) voeding overwogen worden. Baseer de besluitvorming alsmede het doel van de dieetinterventie op individuele basis. Houd rekening met de algehele prognose en de wensen en voorkeuren van de patiënt.

Schrijf medische drinkvoeding voor als aanvulling op de normale voeding. Geef deze bij voorkeur na de laatste maaltijd ('s avonds) of in de middag, twee uur voorafgaand aan de volgende maaltijd. Drinkvoeding voor de maaltijd kan de eetlust verminderen, waardoor het risico bestaat dat de patiënt minder eet van de volgende maaltijd. Medische voeding wordt niet gebruikt om cognitieve schade te herstellen of cognitieve achteruitgang tegen te gaan (Volkert et al. 2015).

2.6.8 Sondevoeding

Enterale sondevoeding en parenterale voeding kan voorzien in de energie- en voedingsstoffenbehoefte bij patiënten die niet in staat zijn via de orale weg te eten of te drinken. Bij deze wijze van toediening van voedingsstoffen, met name via PEG-sonde, is er sprake van een invasieve ingreep met risico's op complicaties.

Het doel en ook de voor- en nadelen van sondevoeding dienen zorgvuldig te worden afgewogen. Om ethische redenen zijn gerandomiseerde gecontroleerde studies, die de effecten van kunstmatige voeding bestuderen, niet beschikbaar. Bestaande observationele studies naar de effecten van sondevoeding bij patiënten met dementie zijn over het algemeen van slechte kwaliteit.

Sondevoeding kan overwogen worden bij patiënten met milde tot matige dementie om een tijdelijke crisissituatie te overwinnen, waarbij duidelijk sprake is van onvolwaardige orale inname én van een mogelijk omkeerbaar proces. Er dienen regelmatig evaluaties plaats te vinden.

Sondevoeding bij patiënten met een ernstige vorm van dementie wordt afgeraden. Deze patiënten hebben een hoger risico op aspiratiepneumonie, diarree, gastro-intestinaal ongemak en decubitus. Ook zijn er geen aanwijzingen voor de effectiviteit van sondevoeding voor oudere mensen met gevorderde dementie met betrekking tot de kwaliteit van het leven, decubitus, fysieke en mentale functies, gedrags- en psychiatrische symptomen van dementie (Volkert et al. 2015).

2.6.9   Terminale voedingszorg

Bij vergevorderde dementie en in de terminale fase is het doel van de voeding veiligheid en maximaal comfort. Dit kan worden bereikt door het soort voedsel, de hoeveelheid en de consistentie aan te passen aan de dementerende. Voor patiënten in de terminale levensfase bestaat een drietal soorten beleid:

- het actief beleid;
- het palliatief beleid;
- het symptomatisch beleid.

Actief beleid

Dit beleid is erop gericht dat de voedingstoestand zo optimaal mogelijk is. Bij een actief beleid kunnen allerlei dieetbehandelingen plaatsvinden, zoals het actief aanbieden en stimuleren van eten en drinken en hulp bieden bij de maaltijden.

Palliatief beleid

Dit is een (medisch) beleid dat er primair op gericht is te zorgen voor een optimaal welbevinden en een aanvaardbare kwaliteit van leven van de zorgvrager. Een levensbekortend effect van een behandeling is geen bezwaar (geen reden om de behandeling niet in te zetten). Indien een behandeling van een bijkomende aandoening levensverlenging als neveneffect heeft, is dat evenmin een bezwaar. Palliatieve zorg is actieve en doelgerichte zorg en omvat altijd pijn- en symptoombestrijding. Allerlei dieetbehandelingen kunnen een plaats hebben binnen een palliatief beleid, zoals kunstmatige toediening van vocht en/of voedsel. Er is niet de intentie de dood te bespoedigen noch uit te stellen. In de praktijk kan het echter wenselijk zijn dat een behandeling geen levensverlengend effect heeft, gezien de situatie van de zorgvrager (NVVA et al. 2007).

Symptomatisch beleid

Een symptomatisch beleid is eveneens een beleid dat erop gericht is te zorgen voor een optimaal welbevinden en een aanvaardbare kwaliteit van leven van de zorgvrager, maar 'waarbij een levensverlengend neveneffect als gevolg van een op dit doel gericht handelen ongewenst is.' Met andere woorden: als een behandeling voor een bijkomende aandoening een levensverlengend effect heeft, is dat bij een symptomatisch beleid een reden om deze behandeling niet in te zetten (NVVA et al. 2007).

2.6.9.1   Terminale dehydratie

Als het stervensproces is begonnen, neemt de dementerende vaak geen vocht en voedsel meer tot zich. Dit is een van de facetten van het stervensproces en niet de oorzaak van dit proces. Mogelijk is er sprake van een verminderd dorstgevoel dat het welbevinden van de dementerende ten goede komt. Dehydratie blijkt een natuurlijk anesthetisch effect te hebben. Door hongeren in de terminale fase ontstaat een ketose door de vorming van bètahydroxyboterzuur. Dit kan in de hersenen worden omgezet in gammahydroxyboterzuur, een bekend anestheticum. In geval van dehydratie en ondervoeding neemt de productie van endorfines toe. Dementerenden bij wie de vochtbalans in evenwicht werd gehouden, bleken meer klachten te hebben dan degenen met dehydratie. Pijn en ongemak kunnen worden voorkomen door de slijmvliezen van de mond- en keelholte met kunstspeeksel te bevochtigen en de ogen te druppelen met kunsttranen om uitdrogen van de cornea te voorkomen. Het proces van terminale dehydratie is op deze wijze goed te begeleiden en resulteert meestal binnen enkele dagen in een rustig sterfbed.

2.7 Voedingsproblemen

Ouderen met dementie kunnen verschillende voedingsproblemen ondervinden. Sommige oorzaken zijn direct gerelateerd aan de dementie, maar er kunnen ook andere oorzaken zijn voor voedingsproblemen. Vaak gaat het om een combinatie hiervan.

In de richtlijn omgaan met afweergedrag bij eten en drinken van zorgvragers met dementie worden drie categorieën beschreven:

- niet kunnen;
- niet willen;
- niet snappen.

2.7.1 Niet kunnen

De zorgvrager wil wel eten of drinken, maar kan de benodigde handelingen niet zelf uitvoeren, bijvoorbeeld door een aandoening van de spieren of van het zenuwstelsel. Apraxie is hiervan een voorbeeld: de bewoner kan bewegingen of handelingen niet meer goed uitvoeren door afwijkingen in de hersenen. Soms kan een bewoner niet eten omdat hij verdrietig of lusteloos is of andere psychische problemen heeft. Ook is het mogelijk dat een bewoner met dementie niet kan eten door de omstandigheden, zoals een onrustige omgeving of tijdgebrek.

Mogelijke oorzaken van niet kunnen eten of drinken (Kenniskring Transities in Zorg 2009):

- een aandoening van het zenuwstelsel of de spieren, zoals apraxie (onvermogen om bewuste bewegingen uit te voeren);
- kauw- of slikstoornissen;
- problemen met kauwen of slikken door andere oorzaken, zoals een droge mond, gebitsproblemen of ontstekingen in de mond;
- lichamelijke klachten, zoals vermoeidheid of pijn;
- de zorgvrager zit of ligt in een verkeerde houding;

- de verzorgende handelt niet adequaat (bijvoorbeeld: loopt weg tijdens het helpen, verliest de aandacht tijdens het helpen, haalt het eten (voortijdig) weg);
- de verzorgende biedt te volle lepels aan;
- de consistentie van het eten is niet geschikt;
- de zorgvrager kan niet kiezen (er is te veel keus);
- psychische problemen: angst, gevoel van onveiligheid, stress, snel afgeleid, concentratiestoornis.

2.7.2 Niet willen

De zorgvrager wil niet eten of drinken, of niet geholpen worden met eten of drinken. Het gaat hier om een opzettelijke weigering van eten.

Mogelijke oorzaken van niet willen eten of drinken (Kenniskring Transities in Zorg 2009):

- de zorgvrager heeft een verminderde eetlust door bijvoorbeeld depressieve klachten, somberheid, bijwerking van medicijnen, infectie, kanker of een stofwisselingsziekte;
- de zorgvrager wil niet geholpen worden met eten of drinken: uit schaamte of de wens om aan de eigen zelfstandigheid vast te houden;
- het eten bevalt niet: de zorgvrager heeft liever iets anders, het eten ziet er niet lekker uit, hij vindt het eten niet lekker, het eten is te warm of te koud;
- de zorgvrager heeft een doodswens.

2.7.3 Niet snappen

Het is mogelijk dat de zorgvrager de prikkels die te maken hebben met eten of drinken niet waarneemt, bijvoorbeeld omdat hij slecht ziet of ruikt. Het is ook mogelijk dat de zorgvrager geuren, voorwerpen of personen wel waarneemt, maar niet herkent. Dit laatste noemt men ook wel agnosie. Ten slotte is het mogelijk dat de bewoner niet begrijpt wat er van hem wordt verwacht.

Mogelijke oorzaken van niet snappen dat de bewoner moet eten of drinken (Kenniskring Transities in Zorg 2009):

- de smaak of reuk zijn verminderd;
- de zorgvrager herkent het eten niet;
- de zorgvrager herkent gevoelens van honger of dorst niet;
- de zorgvrager ziet de verzorgende als een vreemde;
- de zorgvrager begrijpt de aanwijzingen van de verzorgende niet.

2.8 Rol van de diëtist

Voedingsinterventie kan de voedingstoestand en het welbevinden van dementerenden verbeteren. Afhankelijk van het beleid en van de keuze van de patiënt en zijn naasten is het van belang om maatregelen te nemen die de voedselinname van dementerenden verbeteren en waardoor bedreigingen van de voedingstoestand tijdig worden gesignaleerd en behandeld. Naast de voedingsinterventie is het voor de diëtist van belang om breder te kijken naar de patiënt en zijn omgeving.

Het zijn de zorg- en huiskamermedewerkers, mantelzorgers en vrijwilligers die de zorgvragers eten geven. Zij zijn in de regel de eersten die veranderingen in eetgedrag en voedingsproblemen bij de persoon met dementie opmerken. Het is van belang dat er tijdig gesignaleerd wordt en de bevindingen met de huisarts of specialist ouderengeneeskunde worden besproken. Door middel van risicosignalering kunnen tijdig voedingsproblemen gesignaleerd worden. In de eerste lijn wordt de SNAQ^{65+} geadviseerd en in de instelling de SNAQ^{rc} (www.stuurgroepondervoeding.nl). Afhankelijk van de aard van het probleem en het beleid zal de arts besluiten de diëtist in te schakelen.

Samenwerking met andere disciplines is een belangrijk aspect van de voedingsinterventie. Bij verdenking op slikproblemen zal de logopedist de aard van de slikproblemen analyseren en op basis hiervan adviezen geven over de consistentie en wijze van voeden door de verzorgende. De ergotherapeut geeft adviezen over de zit- of lighouding tijdens het eten en drinken, en zo nodig aangepast bestek en eet- en drinkgerei. Bij afweergedrag rondom eten en drinken is het belangrijk om af te stemmen met de psycholoog. Bij achteruitgang van functionaliteit kan er met de fysiotherapeut gekeken worden naar de samenwerking voor het behoud van functie door middel van voeding en bewegen.

In de eerste lijn kan de diëtist een belangrijke rol spelen bij het geven van voedingsadviezen bij beginnende dementie. Verder kan de diëtist voedingsvoorlichting geven aan mantelzorgers en de zorg betrekken bij het eten en drinken van de cliënt met dementie. Mogelijke onderwerpen zijn het belang van goede voeding, de voedingsbehoefte van ouderen en het samenstellen van een evenwichtige voeding met aandacht voor praktische tips. Aandacht voor de positie van de mantelzorger is daarbij belangrijk. De mantelzorger gaat vaak gebukt onder een zware last, stress en soms depressie, waardoor deze in een sociaal isolement kan geraken.

In het verpleeghuis heeft de diëtist naast de individuele adviezen een belangrijke taak bij het ondersteunen van verzorgenden rondom het geven van eten en drinken en rondom de maaltijd van bewoners. Dit kan door middel van het geven van scholing en adviezen ten aanzien van individuele bewoners. Tot slot heeft de diëtist een belangrijke taak bij het opstellen van het voedingsbeleid in de instelling en het nemen van maatregelen om de voedingstoestand van de bewoners te bewaken.

2.9 Besluit

Naar de invloed van voeding op het ontstaan van dementie is veel onderzoek gedaan. Mogelijk spelen verschillende voedingsaspecten een rol bij het ontstaan van dementie, zoals vitamine B12 en alcohol. Omgekeerd heeft dementie grote gevolgen voor de voeding. Verminderde voedselinname leidt vaak tot een slechte voedingstoestand en complicaties van ondervoeding. Ook is er gewichtstoename mogelijk.

De diëtist kan in het multidisciplinaire team zowel in de thuissituatie als in een instelling een belangrijke bijdrage leveren aan de voedingstoestand en het algemeen welbevinden van de dementerende.

Literatuur

Alzheimer Nederland, & Vilans (2013). *Zorgstandaard dementie.* Utrecht: Vilans.

Alzheimer's Disease International (ADI) (2014). *Nutrition and dementia. A review of available research.* London: ADI.

Binsbergen, J. J. van (2001). Neurodegeneratieve aandoeningen. In J. J. van Binsbergen, S. Kalmijn & M. C. Ocké (Red.), *Voeding en chronische ziekten.* Utrecht: Van der Wees.

Dewey, M. E., & Saz, P. (2001). Dementia, cognitive impairment and mortality in persons aged 65 and over living in the community: A systematic review of the literature. *International Journal of Geriatric Psychiatry, 16*(8), 751–761.

Gezondheidsraad (2012). *Evaluatie van de voedingsnormen voor vitamine D.* Den Haag: Gezondheidsraad.

Gezondheidsraad (2015). *Richtlijnen goede voeding 2015.* Den Haag: Gezondheidsraad.

Hoor-Aukema, N. M. ten (2014). *Dieetbehandelingsrichtlijn 47: Voeding voor ouderen in Nederland.* Leidschendam.

Kenniskring Transities in Zorg (2009). *Omgaan met afweergedrag bij eten en drinken van bewoners met dementie.* Rotterdam: Hogeschool Rotterdam.

Lemmens, L. C., & Weda, M. (2015). *Polyfarmacie bij kwetsbare ouderen: risico's rondom overgangen tussen eerste- en tweedelijnszorg. RIVM Briefrapport 2015-0088.* Bilthoven: Rijksinstituut voor Volkgezondheid en Milieu (RIVM).

Nederlandse Huisartsen Genootschap (NHG) (2012). NHG-Standaard Dementie. *Huisarts en Wetenschap, 55*(7), 306–317.

Nederlandse Huisartsen Genootschap (NHG) (2014). NHG-Standaard Delier. *Huisarts en Wetenschap, 57*(4), 184–193.

Nederlandse Vereniging voor Klinische Geriatrie (NVKG) (2014). *Richtlijn diagnostiek en behandeling van dementie.* Utrecht: NVKG.

Nederlandse Vereniging van Verpleeghuisartsen (NVVA) (2008). *Handreiking diagnostiek van dementie.* Utrecht: NVVA.

Nederlandse Vereniging van Verpleeghuisartsen (NVVA), & Nederlandse Huisartsen Genootschap (NHG) (2009). Landelijke Eerstelijns Samenwerkings Afspraak (LESA) Dementie. *Huisarts en Wetenschap, 52*(3), S1–S5.

NVVA, NMT, & NVG (2007). *Richtlijn mondzorg voor zorgafhankelijke cliënten in verpleeghuizen.*

NVVA, Sting, & V&VN (v/h AVVV) (2007). *Begrippen en zorgvuldigheidseisen met betrekking tot de besluitvorming rond het levenseinde in de verpleeghuiszorg.* Utrecht.

Paulis, S., & Pullens, M. (2016). Dehydratie in het verpleeghuis hoe vaak komt het voor en wat is het kennisniveau van het verzorgend personeel? *Tijdschrift voor ouderengeneeskunde, 3.*

PubMed Health (2016). *Testing sense of smell may give early warning of Alzheimer's risk.*

Roza, A. M., & Shizgal, H. M. (1984). The Harris Benedict reevaluated: Resting energy requirement and body cell mass. *American Journal of Clinical Nutrition, 40,* 168–182.

Stuurgroep Ondervoeding (2013). *Richtlijn ondervoeding bij de geriatrische patiënt.* Utrecht.

Verdult, R. (Red.). (1997). *Contact in nabijheid; snoezelen met ernstig demente ouderen.* Leuven/Amersfoort: ACCO.

Verdult, R. (2003). *De pijn van dement zijn; de belevingsgerichte aanpak van probleemgedrag.* Baarn: HB Uitgevers.

Verenso (2008). *Richtlijn probleemgedrag.* Utrecht: Verenso.

Vissink, A., Weissenbruch, R. van, & Nieuw Amerongen, A. van (2001). Smaak- en reukstoornissen. *Nederlands Tijdschrift voor Tandheelkunde, 108,* 229–236.

Volkert, D., Chourdakis, M., Faxen-Irving, G., Frühwald, T., Landi, F., Suominen, M. H., et al. (2015). ESPEN guidelines on nutrition in dementia. *Clinical Nutrition, 34,* 1052–1073.

Websites

www.alzheimer-nederland.nl: Factsheet Alzheimer Nederland. Geraadpleegd op 03-09-2017.

https://www.alzheimer-nederland.nl/dementie. Stichting Alzheimer Nederland. Geraadpleegd op 01-04-2017.

https://www.alzheimer-nederland.nl/nieuws/groot-onderzoek-naar-de-situatie-van-kwetsbare-ouderen. Stichting Alzheimer Nederland. Geraadpleegd op 05-06-2017.

http://www.nutritionalassessment.azm.nl/algoritme+na/onderzoek/energiegebruik/berekenen.htm. Academisch Ziekenhuis Maastricht. Geraadpleegd op 26-02-2017.

https://www.hersenstichting.nl/alles-over-hersenen/hersenaandoeningen/dementie. Hersenstichting. Geraadpleegd op 01-04-2017.

Innovatiekring Dementie. https://www.innovatiekringdementie.nl/. Geraadpleegd op 26-02-2017.

http://kennisbundel.vilans.nl/editie/dementie-wat-is.html: Handout Kenmerken van de verschillende stadia van dementie. Vilans. Geraadpleegd op 26-02-2017.

http://www.kno.nl/index.php/patienten-informatie/keel/smaak/. Vereniging voor Keel-Neus-Oorheelkunde en Heelkunde van het Hoofd-Halsgebied. Geraadpleegd op 01-04-2017.

https://www.reukensmaakcentrum.nl/reuk-en-smaakstoornissen/over-reuk/. Reukensmaakcentrum (Wageningen Universiteit en Ziekenhuis Gelderse Vallei). Geraadpleegd op 26-02-2017.

http://www.stuurgroepondervoeding.nl/. Stuurgroep Ondervoeding. Geraadpleegd op 02-04-2017.

https://www.volksgezondheidenzorg.info/. Rijksinstituut voor Volksgezondheid en Milieu (RIVM). Geraadpleegd op 26-02-2017.

Hoofdstuk 3
Voeding bij galblaas- en leveraandoeningen

December 2017

A.S. Donker

Samenvatting De galblaas is de opslagplaats voor de galvloeistof die in de lever wordt gemaakt. Galstenen komen vaker voor bij mensen met overgewicht en/of een verkeerde leefstijl. Het aanpassen van leefstijlfactoren met dieetmaatregelen en een actieve leefstijl kunnen bijdragen aan de preventie van galstenen. De lever is een belangrijk orgaan voor de stofwisseling van koolhydraten, eiwitten en vetten. Bovendien zorgt de lever voor afbraak van schadelijke stoffen, zoals alcohol en medicatie. Chronische ontsteking van de lever kan uiteindelijk leiden tot levercirrose. Levercirrose geeft aanvankelijk weinig klachten, maar hoe verder de leverfunctie achteruitgaat, des te meer klachten en complicaties er ontstaan. Leverkanker is een belangrijke doodsoorzaak onder patiënten met levercirrose. In het eindstadium van levercirrose is levertransplantatie soms de enige behandeling. Ondervoeding en verlies van spiermassa, ofwel sarcopenie, komen bij 40–80 % van de patiënten met levercirrose voor. Er zijn verschillende methoden om de voedingstoestand te bepalen. Dieetmaatregelen dragen onder andere bij aan verbeteren van de leverfunctie en het voorkomen van complicaties. Er is verhoogd risico op vitamine- en mineralendeficiënties, zodat vaak suppletie nodig is. Het aantal patiënten met leververvetting stijgt evenredig met de toename van mensen met obesitas en het metabool syndroom. Voedings- en beweegmaatregelen kunnen de hoeveelheid vet in de lever verlagen.

Met dank aan J.H.M. Brouns, diëtist maag-darm-leverziekten UMC Maastricht, en prof. B. van Hoek, MDL-arts LUMC, Leiden

A.S. Donker (✉)
LUMC, Leiden, Nederland

57

3.1   Inleiding

Galblaasaandoeningen ontstaan als gevolg van galwegontstekingen door galsteenlijden en door carcinomen aan de galblaas. Leverziekten komen voor als acute
of chronische ontstekingen van leverweefsel. Chronische ontstekingen en
leververvetting kunnen tot levercirrose leiden. Ook kunnen er tumoren in het leverweefsel ontstaan. In dit hoofdstuk worden bij de diverse aandoeningen naast de
prevalentie, pathologie, etiologie en behandeling ook de preventieve maatregelen
besproken.

3.2   Galziekten

3.2.1   Fysiologie van de galblaas

De lever produceert dagelijks 500 tot 800 ml galvloeistof, die via de galwegen
naar de galblaas wordt geleid. Vervolgens dikt de galblaas de galvloeistof in. De
hoofdbestanddelen van gal zijn water, elektrolyten, bilirubine, cholesterol, galzuren en fosfolipiden (o.a. lecithine).

De galzuren spelen een rol bij de vetvertering in het duodenum en hebben een
antibacteriële werking. Via de galbuis (ductus choledochus) komt de galvloeistof
na een maaltijd in het duodenum terecht. Zodra vethoudend voedsel in het duodenum komt, opent de sluitspier aan de uitgang van de galbuis (de sfincter van Oddi)
zich, zodat de galvloeistof naar het duodenum stroomt. Het hormoon cholecystokinine in het jejunum bevordert de contractie van de galblaas en het openen van de
sfincter van Oddi.

De lever synthetiseert cholesterol uit galzuren. In de meeste galstenen zijn
behalve cholesterol ook andere stoffen, zoals calcium afgezet, de zogeheten
'gemengde' stenen.

3.2.1.1   Enterohepatische kringloop

De galzuren worden in de lever geconjugeerd met (gebonden aan) taurine of gly-
cine, voordat ze via de galblaas in de dunne darm komen. Daar wordt het grootste deel van de primaire galzuren weer opgenomen. Een klein deel komt terecht
in de dikke darm, waar de galzuren met behulp van bacteriële omzetting worden
gedeconjugeerd tot secundaire galzuren. Primaire en een groot deel van de secundaire galzuren komen via de vena portae in de lever. In de lever worden de galzuren opnieuw geconjugeerd (fig. 3.1). De lever produceert een hoeveelheid galzuren
die gelijk is aan de hoeveelheid secundaire galzuren die in de feces terechtkomen.

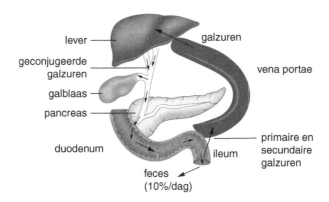

Figuur 3.1 Enterohepatische kringloop. (10 %/dag = 10 % van de primaire galzuren per dag)

3.2.2   Cholelithiasis

Prevalentie De meest voorkomende aandoening van de galblaas is vorming van galstenen (cholelithiasis). De galstenen worden vaak niet of bij toeval (bijv. bij het maken van een echo) ontdekt. De frequentie van galstenen neemt sterk toe met de leeftijd. Bij vrouwen komen galstenen vaker voor dan bij mannen.

De prevalentie van galblaasstenen varieert in westerse landen van 13–22 %, afhankelijk van de risicofactoren. De prevalentie van asymptomatische cholelithiasis (bij mensen van 20 tot 69 jaar) is 13 %. De man-vrouwratio is 1:2. De prevalentie stijgt met de leeftijd en is bij vrouwen ouder dan 70 jaar 22 %. Bij vrouwen (20–69 jaar) met aangetoonde cholecystolithiasis wordt 39 % symptomatisch in de eerste tien jaar na ontdekking (EASL 2016).

Pathologie Een galsteen is een vaste structuur in de galblaas of in de galwegen. Het hebben van galstenen wordt cholelithiasis genoemd. In de westerse wereld komen cholesterolgalstenen het meest voor. Deze stenen, die per definitie voor meer dan 50 % uit cholesterol bestaan, worden bij meer dan 75 % van de patiënten met stenen in de galblaas gevonden. Cholesterol is een afvalproduct en wordt normaliter in de gal in oplossing gehouden door galzuren en lecithine. Neerslag van cholesterol kan ontstaan als de gal te veel cholesterol of te weinig galzuren bevat.

Een ander soort stenen zijn pigmentstenen. Deze bestaan voornamelijk uit calciumbilirubinaat en komen voor bij chronische hemolyse en ook wel bij levercirrose. Ook kunnen ze bestaan uit calciumbilirubine en calciumpalmitaat.

Galstenen kunnen lange tijd in zowel de galblaas, in de galwegen als in de lever aanwezig zijn zonder klachten te veroorzaken. Galstenen kunnen zich op uiteenlopende manieren presenteren: ze kunnen asymptomatisch zijn, dan vormen ze geen indicatie voor behandeling, maar ze kunnen zich ook aanbieden met symptomen, met of zonder complicaties. Galstenen met symptomen zonder complicaties uiten zich in aanvalsgewijze bovenbuikpijn, de galsteenkolieken.

Samen met een bacteriële besmetting kunnen galstenen leiden tot een ontsteking van de galblaas, een cholecystitis. Andere complicaties zijn obstructie-icterus (galweg verstopt door galsteen met als gevolg geelzucht) met of zonder cholangitis (bacteriële ontsteking van de galweg met koorts), acute pancreatitis (alvleesklierontsteking), galsteenileus en (zeldzaam) galblaascarcinoom. Bij complicaties is er een hogere sterftekans.

Galsteenkolieken

Kolieken of pijnaanvallen zijn het meest karakteristieke verschijnsel van symptomatisch galsteenlijden. De pijn wordt veroorzaakt door inklemming van een steen in de hals van de galblaas of in de papil van Vater. De klachten zijn pijnaanvallen in de rechter bovenbuik met bewegingsdrang en braken, soms icterus, donkere urine en ontkleurde ontlasting. Meestal treden de klachten enkele uren na de maaltijd op.

Cholecystitis

Acute cholecystitis is een plotseling optredende ontsteking van de galblaas, veroorzaakt door steentjes die de ontlediging van de galblaas belemmeren in combinatie met een bacteriële besmetting. De verschijnselen zijn pijn, koorts, soms icterus en later een infiltraat van ontstekingsvocht onder de rechter ribbenboog. Het beeld kan lijken op een acute pancreatitis of een gedekte perforatie van een ulcus duodeni.

Acute cholecystitis bij galsteenlijden komt vaak voor. Er wordt gesproken van chronische cholecystitis als de ontsteking vaak terugkomt. Het gevolg van chronische cholecystitis is zonder behandeling uiteindelijk sclerosering (bindweefselvorming) van de galblaas, waardoor verlies van functie optreedt.

Etiologie Galstenen ontstaan vaak ten gevolge van een verkeerde leefstijl, waarbij een te hoog gewicht, een vezelarme voeding en inactiviteit belangrijke risicofactoren zijn. Cholesterolstenen ontstaan waarschijnlijk vooral als gevolg van een verhoogde cholesterolsynthese. Vooral vrouwen met morbide obesitas en vrouwen boven de 40 jaar hebben een verhoogd risico. Snelle gewichtsafname of het volgen van een 'very low calorie diet' (VLCD), bijvoorbeeld na bariatrische chirurgie, zijn risicofactoren voor galsteenvorming. Bovendien worden galstenen in deze gevallen vaker symptomatisch (Portincasa et al. 2016; Sachdeva et al. 2011; www. uptodate.com). De cholesterolverzadiging in de gal neemt dan sterk toe. Bij langdurig vasten en bij parenterale voeding veroorzaakt stase van gal in de galblaas de formatie van stenen. Een slechte ontlediging van de galblaas, zoals tijdens zwangerschap optreedt, kan ook een rol spelen. Genetische factoren dragen voor ongeveer 25 % bij aan het risico op het krijgen van galstenen.

Andere aandoeningen met een verhoogd risico op galsteenvorming zijn levercirrose, galstase – onder andere ten gevolge van het gebruik van somatostatineanalogen (octreotide) – de ziekte van Crohn, diabetes mellitus, een hoog triglyceridengehalte en verlies van galzouten door functiestoornissen van de dunne darm of een te korte dunne darm na een operatie (short bowel disease).

Vrij zeldzaam zijn de eerder genoemde bilirubinestenen. Die ontstaan bij patiënten die door chronische hemolyse een verhoogde concentratie bilirubine in de gal hebben.

Diagnostiek De diagnose wordt onder andere gesteld met behulp van bepalingen in het bloed, echografie, CT/MRI, eventueel PET-CT en/of laparoscopie (zie ook par. 3.3.2).

Behandeling Er zijn verschillende behandelmethoden. Galstenen die geen klachten geven, behoeven geen behandeling. Als er wel klachten zijn, kunnen dieetmaatregelen deze klachten verminderen, maar meestal is ERCP en/of cholecystectomie aangewezen.

Een ERCP (endoscopische retrograde cholangiopancreaticografie) is een kijkonderzoek van de galwegen en eventueel de afvoergang van de pancreas. Tijdens de ERCP wordt een kleine ingreep uitgevoerd, waarbij met een endoscoop de galweg wordt gecanuleerd en met contrast een röntgenafbeelding van de galwegen wordt gemaakt. Tijdens de ERCP is het vaak mogelijk om de galwegsteen te verwijderen en om eventueel een buisje (stent) in de galweg te plaatsen. Soms is een PTC (percutane transhepatische cholangiografie) mogelijk: hierbij wordt via de lever de galweg aangeprikt en gedraineerd.

Bij acute cholecystitis bestaat de behandeling uit cholecystectomie. Een cholecystectomie is een operatie waarbij de galblaas via laparotomie of laparoscopie geheel wordt verwijderd. Bij een acute cholangitis, al dan niet met sepsis, wordt de behandeling aangevuld met antibiotica. Soms wordt een galblaasdrain geplaatst om de tijd naar de operatie bij erg zieke patiënten te overbruggen of in plaats van chirurgie bij mensen bij wie operatie niet mogelijk is.

Het medicijn ursodeoxycholzuur vermindert de verzadiging van cholesterol in de gal, waardoor de kans op vorming van galstenen mogelijk lager wordt. Dit wordt vooral bij herhaaldelijke galsteenvorming toegepast.

Leefstijlinterventie ter preventie van galstenen Bepaalde dieetmaatregelen, een actieve leefstijl en het aanpassen van omgevingsfactoren kunnen bijdragen aan de preventie van galstenen. De volgende maatregelen worden genoemd (EASL 2016; Portincasa et al. 2016):

– Cholecystectomie vanwege galstenen komt minder voor bij vrouwen die regelmatig noten eten. Dit kan waarschijnlijk niet alleen verklaard worden door het vetzurenprofiel van noten. Andere bioactieve componenten die het risico op galstenen kunnen verminderen, zijn voedingsvezel, fytosterolen die voorkomen dat cholesterol in de darm wordt geabsorbeerd, en magnesium, dat de insulineresistentie zou verbeteren en daardoor galsteenvorming voorkomt (Tsai et al. 2004; www.uptodate.com).

– Een voeding rijk aan voedingsvezel en calcium werkt preventief op galsteenvorming. Voedingsvezels versnellen de passagetijd in de darm en er wordt meer cholesterol gebonden dat vervolgens in de ontlasting terechtkomt. Zo zouden minder snel cholesterolhoudende galstenen worden gevormd. Voedingsvezel zou het totaalcholesterol en het LDL-cholesterol in het bloed verlagen door

toename van de hoeveelheid galzuren en een verminderde synthese van cholesterol. HDL is omgekeerd gerelateerd aan de vorming van galstenen (Portincasa
et al. 2016).

- Fruit, groenten en onverzadigde vetten zouden beschermend kunnen werken
  tegen vorming van galstenen, maar de uitkomsten van onderzoek hiernaar zijn
  controversieel (Lander et al. 2016; Portincasa et al. 2016)
- Er is onderzoek gedaan naar factoren die contractie van de galblaas bevorderen, waarbij consumptie van koffie (met cafeïne) en vet lijkt bij te dragen aan
  een lager risico op galstenen. Dit is onder andere gebaseerd op het feit dat het
  hormoon cholecystokinine, dat in de dunne darm vrijkomt bij consumptie van
  koffie en vetbevattende voedingsmiddelen, contractie en daardoor lediging van
  de galblaas bevordert. In een meta-analyse werd een dosis-responsrelatie gevonden: hoe meer koffie wordt gedronken, des te lager het risico (www.uptodate.
  com).
  Het is mogelijk dat koffie in de eerste stadia van de aandoening de ontwikkeling van galstenen voorkomt of vertraagt. In dit geval zijn galblaascontracties
  waarschijnlijk gunstig. Bij symptomatische galstenen kunnen galblaascontracties als gevolg van koffie en cafeïne de symptomen echter verhevigen. Niet in
  alle epidemiologische onderzoeken laat koffie echter een beschermende werking voor de vorming van galstenen zien (Portincasa et al. 2016).
- Een regelmatig eetpatroon, waarbij geen maaltijd wordt overgeslagen, voorkomt
  stase van de gal in de galblaas en dus steenvorming, omdat de galblaas dan
  regelmatig wordt geleegd.
- In een onderzoek lijkt suppletie van vitamine C galsteenvorming te voorkomen
  omdat onder andere de samenstelling van de galvloeistof verandert (Portincasa
  et al. 2016). De relatie tussen hoge serumvitamine C-gehalten en het minder
  voorkomen van galblaasziekten werd vooral gevonden bij vrouwen (www.upto-
  date.com).
- Lichaamsbeweging bevordert galblaascontractie vanwege het vrijkomen van
  het hormoon cholecystokinine. Daarbij verlaagt regelmatige lichaamsbeweging
  ook andere risicofactoren, waaronder het insulinegehalte in het bloed, insulineresistentie en het triglyceridengehalte, en verhoogt lichaamsbeweging het
  HDL-cholesterol.

De kenmerken van leefstijlinterventie ter preventie van galstenen zijn de volgende:

- Eten volgens de *Richtlijnen goede voeding* met aandacht voor (Gezondheidsraad
  2015):
  - de hoeveelheid vet volgens de *Richtlijnen goede voeding*;
  - de hoeveelheid voedingsvezel volgens de *Richtlijnen goede voeding*;
  - de hoeveelheid vitamine C volgens de *Richtlijnen goede voeding*;
  - de hoeveelheid calcium volgens de *Richtlijnen goede voeding*.
- Een regelmatig eetpatroon: drie hoofdmaaltijden die voldoende vetten bevatten
  in verband met de contractie van de galblaas.

- Handhaven van een gezond gewicht: bij een te hoog gewicht een energiebeperkt dieet met een gewichtsverlies minder dan 1,5 kg per week.
- Bij een 'low calorie diet' (LCD) minimaal 7 gram vet per dag.

Dieetrichtlijnen bij galsteenaandoeningen De doelen van het dieet bij galsteenkolieken zijn:

- de prikkeling tot galblaascontractie verminderen;
- verminderen van de symptomen.

De kenmerken van het dieet bij galsteenkolieken zijn de volgende.

- De hoeveelheid vet volgens de *Richtlijnen goede voeding*. Er wordt vaak onnodig een vetarm dieet voorgeschreven om galsteenkolieken te voorkomen. Dit is gebaseerd op het feit dat vet de galblaas stimuleert tot lediging via het hormoon cholecystokinine. Inmiddels is bekend dat andere voedingsstoffen de galblaas in gelijke mate stimuleren.
- Voedingsmiddelen die niet worden verdragen, vermijden tot aan de operatie. Denk aan vetrijke maaltijden en koffie. Bij galsteenklachten is het advies om voedingsmiddelen te vermijden die klachten veroorzaken tot de galblaas en de galstenen zijn verwijderd (http://pathways.nice.org.uk/pathways/gallstone-disease 2015).

Na cholecystectomie is het mogelijk dat een vetrijke maaltijd niet goed wordt verdragen, maar meestal kan een patiënt al snel weer eten, zoals hij of zij gewend was.

Bij chronische obstructie van de galwegen kan het nodig zijn de in vet oplosbare vitamines (ADEK) te suppleren in wateroplosbare vorm, afhankelijk van de bloedwaarden. Ook suppletie van essentiële vetzuren kan noodzakelijk zijn.

3.2.3 Kanker van de galblaas en galwegen

Prevalentie Galblaascarcinoom is de meest voorkomende tumor van het galwegsysteem. Deze vorm van kanker komt vaker voor bij vrouwen dan bij mannen. Het komt het meeste voor in Oost-Azië. In Nederland krijgen momenteel ongeveer honderdvijftig mensen per jaar de diagnose galblaaskanker.

Het galblaascarcinoom is een relatief zeldzame tumor. Het komt wereldwijd al minder voor doordat er vaker galblaasoperaties worden uitgevoerd en de infectie met de *Helicobacter pylori*-bacterie tegenwoordig beter wordt behandeld (WCRF 2015). Kanker van de galblaas of galwegen komt vooral voor bij mensen die ouder zijn dan 60 jaar. Het wordt meestal pas in een laat stadium ontdekt.

Pathologie Er zijn verschillende tumorsoorten, maar in 90 % van de gevallen gaat het om een adenocarcinoom. De symptomen zijn atypisch en treden vaak pas laat op. Galblaascarcinoom wordt meestal per toeval gevonden na cholecystectomie.

Soms zijn er alleen bovenbuikklachten met anorexie en vermagering. Soms is er als eerste verschijnsel een pijnloze icterus. Door de snelle metastasering en ingroei in de lever is de prognose bij deze tumor zeer slecht. Historisch gezien heeft het galblaascarcinoom een slechte prognose met een vijfjaarsoverleving van 5–10 % en een mediane overleving van 3–6 maanden vanaf de diagnose (IKNL 2013).

Etiologie Een risicofactor is het hebben van galstenen. De ontsteking die gepaard gaat met galstenen leidt ertoe dat de gal minder snel de galblaas verlaat, met als gevolg een grotere blootstelling aan afvalstoffen die zich in de gal bevinden. Er is sterk bewijs dat overgewicht, alcoholgebruik en roken het risico op galblaaskanker verhogen.

Een mechanisme dat de rol van overgewicht bij het ontstaan van galwegkanker zou kunnen verklaren is dat lichaamsvet de hoeveelheid circulerende hormonen in het lichaam als insuline en 'insulin-like growth factor' (IGF-1) verhoogt. Lichaamsvet stimuleert ook een inflammatoire respons, die kan bijdragen aan verschillende soorten kanker.

Andere risicofactoren zijn een hoge leeftijd en een chronische ontsteking van de galblaas die meestal gerelateerd is aan galstenen (IKNL 2013; WCRF 2015).

Behandeling Verschillende studies laten zien dat bij een geselecteerde groep patiënten die nog geopereerd kan worden, een acceptabele langetermijnoverleving bereikt kan worden door chirurgie. Het gaat dan om een galwegresectie in combinatie met partiële leverresectie. Preoperatieve galwegdrainage en het vergroten van het toekomstige restlevervolume door preoperatieve vena portae-embolisatie zijn belangrijke preoperatieve maatregelen voor een deel van de patiënten. Preoperatieve galwegdrainage kan via de percutane, transhepatische weg plaatsvinden of langs endoscopische weg (ERCP) door het inbrengen van een of meerdere plastic stents. Een oncologische resectie van het distaal galwegcarcinoom bestaat uit resectie van de pancreaskop en duodenum (Whipple-resectie of pylorussparende pancreaticoduodenectomie; PPPD), terwijl – zoals eerder vermeld – resectie van het proximaal gelokaliseerde galwegcarcinoom meestal gepaard gaat met uitgebreide partiële leverresectie (IKNL 2013).

Als de tumor niet met een operatie verwijderd kan worden, is drainage van de galwegen door middel van een stentplaatsing via ERCP of PTC meestal aangewezen. Bij duodenumobstructie kan een duodenumstent geplaatst worden. Soms is een gastro-enterostomie noodzakelijk voor adequate voedselpassage. In zeldzame gevallen is bij kleine (< 3 cm) niet-uitgezaaide intrahepatische cholangiocarcinomen nog levertransplantatie mogelijk.

Dieetbehandeling Gezien de meestal korte levensverwachting bij een inoperabel galblaascarcinoom zijn de voedingsadviezen palliatief. Palliatieve voeding is primair gericht op het welbevinden van de patiënt en het verlichten van klachten. De adviezen zijn gericht op de actuele situatie en op effecten op korte termijn.

Indien er een PPPD of hepatectomie zal plaatsvinden, is het belangrijk om de voedingstoestand te handhaven of te verbeteren met behulp van een energie- en eiwitverrijkt dieet.

3.3   Leverziekten

Het aantal patiënten bij wie leverziekten vastgesteld wordt, neemt toe. Bij het merendeel gaat het om een chronische leverziekte, waarvan levercirrose vaak het gevolg is.

De belangrijkste leveraandoeningen bij volwassenen

- Acute hepatitis (leverontsteking) ten gevolge van medicatie of virussen.
- Chronische hepatitis ten gevolge van:
  - chronisch alcoholmisbruik;
  - medicatie;
  - virussen;
  - auto-immuunhepatitis.
- Cholestatische leverziekten (aandoeningen aan de galwegen):
  - door medicatie;
  - primaire biliaire cholangitis (PBC);
  - primaire scleroserende cholangitis (PSC).
- Leververvetting: alcoholische steatohepatitis (ASH) of 'non-alcoholic fatty liver disease' (NAFLD).
- Erfelijke ziekten:
  - de ziekte van Wilson;
  - hemochromatose;
  - alfa-1-antitrypsinedeficiëntie.
- Levertumoren.
- Levercysten.

Bron: Janssen et al. 2009.

3.3.1   Fysiologie van de lever

De lever is een belangrijk orgaan met veel functies. Zonder lever is leven niet mogelijk. De lever van een volwassene weegt ongeveer 1,5 kilogram en bevindt zich rechtsboven in de buikholte, vlak achter de ribben. De lever bestaat uit twee delen, een rechter- en een linkerkwab, die in segmenten zijn onderverdeeld

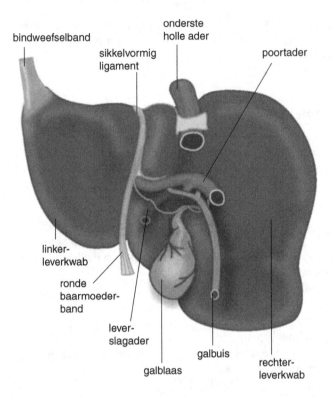

Figuur 3.2 De lever

(fig. 3.2). Het linker- en rechterdeel zijn van elkaar gescheiden door een weefsel-plooi of ligament. Door de lever lopen veel bloedvaten, waarvan de belangrijkste de poortader (vena portae) is. De poortader voert vanuit de darm en de milt bloed aan dat rijk aan voedingsstoffen is (Janssen et al. 2009).

De belangrijkste functies van de lever zijn de volgende.

De koolhydraatstofwisseling
Glucose uit de voeding komt via de poortader in de lever en wordt als glycogeen opgeslagen in de levercellen. Een gezonde lever bevat ongeveer 150 gram glyco-geen. Zodra het bloedglucose daalt, wordt glycogeen weer omgezet in glucose.

De eiwitstofwisseling
Uit de aminozuren die via de poortader in de lever komen, worden de verschil-lende lichaamseiwitten gemaakt. Het albuminegehalte en de stollingsfactoren in het bloed zeggen veel over de functie van de lever: hoe lager het gehalte aan albumine en stollingsfactoren, des te slechter is de leverfunctie. De lever kan de aminozuren van structuur veranderen, zodat ze kunnen worden omgezet in kool-hydraten en vetten. Ook de afbraak van lichaamseiwitten vindt plaats in de lever, waarvan een deel wordt afgevoerd naar de nieren.

De vetstofwisseling

De lever produceert dagelijks 500 à 800 ml galvloeistof, die via de galwegen naar de galblaas en de darm wordt getransporteerd. De galzouten spelen een rol bij de vetvertering in de dunne darm. De vetzuren komen via de poortader in de lever. De lever verandert de vetzuren van structuur, waardoor ze als brandstof kunnen worden gebruikt of opgeslagen als lichaamsvet.

Ontgiften en afvoer van afbraakproducten

Schadelijke stofwisselingsproducten, maar ook medicijnen, alcohol en chemicaliën worden uit het bloed gehaald en in de lever afgebroken. De afbraakproducten verlaten het lichaam via de gal of met de urine. Bilirubine, het afbraakproduct van de rode bloedcellen, wordt verwijderd uit het bloed en aan de gal toegevoegd. Meer dan 90 % van de in het bloed opgenomen alcohol wordt afgebroken in de lever. Bij deze afbraak ontstaan schadelijke stoffen (aceetaldehyde), die de lever beschadigen.

Aanmaak en opslag van stoffen

Andere stoffen die de lever aanmaakt en opslaat (behalve glycogeen, eiwitten, vetten en galvloeistof) zijn cholesterol en stollingsfactoren. Vitamine A wordt in de lever aangemaakt. De in vet oplosbare vitamines A, D, E en K worden in de lever opgeslagen, evenals de in water oplosbare vitamine B12 en de mineralen ijzer, koper en zink.

Voor meer details zie *Leverziekten* van Janssen, Drenth en Van Hoek (2009).

3.3.2 Diagnostiek

Er zijn verschillende onderzoeken mogelijk om de soort en mate van de leverziekte vast te stellen. Verhoogde waarden in het bloed van sommige leverenzymen (ASAT en ALAT) kunnen wijzen in de richting van een leverontsteking, terwijl verhoging van andere leverenzymen (AF en GGT) en bilirubine meer wijst op galstuwing. De mate van verhoging geeft inzicht in de ernst van de ziekte. Ook kan de werking van de lever aan bloedonderzoek worden afgemeten. Ander bloedonderzoek kan inzicht geven in de oorzaak van leverziekte, zoals onderzoek naar virussen en auto-antistoffen.

Met de Mayo End-Stage Liver Disease-score (MELD-score) wordt de ernst van de levercirrose vastgesteld met behulp van het bilirubinegehalte, de INR-waarde en het creatininegehalte in het bloed. De MELD-score is een maat voor de ernst van de levercirrose en kan de mortaliteit op korte termijn voorspellen bij patiënten met levercirrose. Bij een MELD-score van meer dan 14 op een schaal van 6–40 voorspelt deze beter het risico op overlijden bij buikoperaties bij een patiënt met cirrose dan de Child-Pugh-klasse (Ge et al. 2016).

Ook de classificatie volgens Child-Pugh wordt nog steeds gebruikt om de ernst van de verminderde leverfunctie bij levercirrose vast te stellen. Er zijn drie klassen: Child-Pugh-klasse A, B en C. Hoe hoger de klasse, des te slechter is de leverfunctie.

Berekenen van scores
Gebruik onderstaande links voor het berekenen van de MELD-score en Child-Pugh-score:

- http://reference.medscape.com/calculator/meld-score-end-stage-liver-disease (MELD-score);
- https://www.mdcalc.com/child-pugh-score-cirrhosis-mortality (Child-Pugh-score).

3.3.2.1 Bloedonderzoek

De leverfunctie en de oorzaak van de leverfunctiestoornis worden bepaald aan de hand van een aantal bloedparameters.

Albumine is een belangrijk eiwit dat aangemaakt wordt door de lever en vervolgens wordt afgegeven aan het bloed. Albumine dient onder andere als transportmiddel voor calcium, bilirubine, geneesmiddelen, hormonen en vetzuren. Behalve albumine worden altijd het totaaleiwit en de stollingsfactoren (PT = protrombine) in het bloed bepaald. Een verlaagd albumine is niet karakteristiek voor een leveraandoening, maar past wel bij een slechte leverfunctie. Het kan ook andere oorzaken hebben.

Stollingsfactoren worden in de lever geproduceerd en zijn dus een van de maten voor leverfunctie. De klinische laboratoria vermelden tegenwoordig de INR-waarde (International Normalized Ratio). Dit is de waarde waarin de protrombinetijd (PTT) wordt uitgedrukt. De INR is de stollingstijd van het patiëntplasma gedeeld door de stollingstijd van normaal plasma. Soms kunnen de stollingsfactoren laag zijn bij vitamine K-deficiëntie.

Het bilirubinegehalte is verhoogd bij veel gal- en leverziekten.

De enzymen ALAT (alanine-amino-transferase) en ASAT (aspartaat-amino-transferase) komen voornamelijk voor in de lever. Als de levercellen zijn beschadigd bij leverontsteking (hepatitis), lekken de enzymen vanuit de lever in het bloed. Alkalische fosfatase (AF) is vooral bij galstuwing verhoogd. Bij alcoholmisbruik en bij galstuwing zijn de gamma-GT-waarden verhoogd.

Bij hepatitis A, B, C, D en E wordt het bloed nagekeken op de aanwezigheid van antistoffen, en soms op antigenen en DNA of RNA. Hieraan is te zien of iemand een hepatitisvirus heeft of heeft gehad, De aanwezigheid van bepaalde antistoffen in het bloed kan een aanwijzing zijn voor auto-immuunhepatitis (www.mdls.nl).

Bij NAFLD zijn naast bloedonderzoek en een echografie om de diagnose te stellen de leverwaarden ALAT, ASAT en gamma-GT meestal licht tot matig verhoogd. Ammoniak (NH3) kan verhoogd zijn bij levercirrose. Voor onderzoek naar ijzerstapeling wordt naar ferritine en ijzerverzadiging (moet < 40 % zijn) gekeken, voor koperstapeling onder andere naar ceruloplasmine. Het alfa-1-antitrypsine fenotype wordt bepaald om een eventuele erfelijke oorzaak van de leverproblemen te achterhalen.

3.3.2.2 Overige diagnostiek

Verder kunnen er nog enkele andere onderzoeken gedaan worden, zoals beeldvormend onderzoek (echografie met doppler, CT, MRI), laparoscopie en leverbiopsie. Soms moet een leverbiopsie worden uitgevoerd om duidelijkheid te geven over de aard en het stadium van de ziekte.

3.3.3 Acute hepatitis

Pathologie Acute hepatitis is een ontsteking van de lever die in een tijdsbestek van enkele dagen tot enkele weken ontstaat en kan leiden tot een verminderd metabool functioneren van de lever. In sommige gevallen kan bij acute hepatitis acuut leverfalen optreden. Zonder transplantatie is de prognose in zulke gevallen vaak slecht. Wanneer de patiënt de acute fase echter overleeft, toont de lever meestal een verrassend goed herstel.

De symptomen van acuut leverfalen zijn snelle achteruitgang van het bewustzijn, bloedingen, hypoglykemie, toenemende icterus en vaak nierinsufficiëntie. Afhankelijk van de ernst van het ontstekingsproces is de energiebehoefte verhoogd en de eetlust verminderd. Dit kan leiden tot een verminderde voedingstoestand.

De belangrijkste symptomen bij acute virale hepatitis zijn in drie fasen onder te verdelen:

– *de prodromale fase* (fase van voortekenen): vage misselijkheid en anorexie;
– *de initieel icterische fase*: geelzucht, donkere urine en kalkachtige grijze ontlasting en verder een toename van misselijkheid, anorexie, soms met braken, koorts en bij sommige patiënten een vage pijn in de leverstreek;
– *de herstelfase*: de symptomen verdwijnen geleidelijk.

Etiologie De meest voorkomende oorzaken van acute hepatitis zijn overmatig alcoholgebruik, medicatie (bijv. anticonvulsiva die worden gebruikt ter preventie van insulten bij epilepsie en overmatig gebruik van paracetamol) of virussen (bijv. hepatitis B- of hepatitis C-virus), maar in veel gevallen blijft de oorzaak onbekend (Janssen et al. 2009).

Virale hepatitis B en C kunnen uiteindelijk chronisch worden; acute hepatitis C wordt in 80 % van de gevallen chronisch. Dit staat in tegenstelling tot virale hepatitis A en E, die niet of zelden chronisch kunnen worden (hepatitis E onder afweeronderdrukkende medicatie). Hepatitis E komt onder andere voor bij varkens en wild. Leverworst en paté kunnen een bron van hepatitis E-infectie zijn. Het Rijksinstituut voor Volksgezondheid en Milieu (RIVM) adviseert getransplanteerde patiënten daarom geen leverworst of paté te eten.

Behandeling Bij acute hepatitis dient de oorzaak, indien bekend, zo mogelijk behandeld te worden, evenals de complicaties die kunnen ontstaan. Dit betekent onder andere stoppen met verdachte medicatie en alcohol.

Er zijn geen medicijnen voor de behandeling van hepatitis A. Er is wel een actief en een passief vaccin tegen hepatitis A. Er is nog geen geregistreerd vaccin tegen hepatitis E.

Een acute hepatitis B moet meestal gewoon uitzieken. Slechts in zeer ernstige gevallen worden soms virusremmers gegeven. Besmetting met hepatitis B kan worden voorkomen door vaccinatie en barrièremaatregelen. Een auto-immuunhepatitis verbetert vaak met prednisolon. Ook voor een aantal andere oorzaken van hepatitis, bijvoorbeeld koperstapeling, zijn er specifieke behandelingen.

Bij ernstige acute hepatitis, en zeker bij dreigend acuut leverfalen, is spoedverwijzing naar een centrum voor levertransplantatie nodig. Onder andere is bij acuut leverfalen de behandeling gericht op het voorkomen van hypoglykemie. Soms wordt bij een ernstige acute hepatitis bij acuut leverfalen een levertransplantatie overwogen.

Dieetmaatregelen zijn nodig zodra levercirrose is ontstaan (par. 3.4.5).

3.3.4   Chronische hepatitis en levercirrose

Pathologie De lever heeft een groot herstelvermogen. Wanneer er sprake is van uitgebreide ontstekingen en vorming van littekenweefsel, wordt dit herstel echter steeds moeilijker. Levercirrose ontstaat door een combinatie van bindweefselvorming en regeneratie (herstel op momenten van minder ontsteking). Het begint meestal met ontsteking en nieuwvorming van bindweefsel (fibrose), dat later gaat verschrompelen waardoor de lever verhardt en hobbelig wordt.

Levercirrose is het eindstadium van de meeste chronische leverziekten. Levercirrose is meestal onomkeerbaar. Het is een sluipend proces, waarvan in het begin weinig of niets te merken is. In dit stadium wordt gesproken van gecompenseerde levercirrose. Na verloop van tijd gaat de lever achteruit, waardoor deze een of meer noodzakelijke taken niet meer kan uitvoeren. Er is dan sprake van gedecompenseerde levercirrose.

De functionele reserve van de lever is zo groot dat pas bij 70 tot 80 % beschadigde levercellen het niet meer met het leven verenigbaar is.

Levercirrose is de achtste doodsoorzaak in de Verenigde Staten en de dertiende doodsoorzaak wereldwijd. Gecompenseerde cirrose, waarbij nog geen klachten optreden, wordt in verband gebracht met een 4,7 maal hoger risico op overlijden dan in de algemene bevolking. De gemiddelde levensverwachting bij cirrose wordt gesteld op tien tot dertien jaar. Gedecompenseerde cirrose wordt in verband gebracht met een 9,7 maal hoger risico, waarbij de gemiddelde levensverwachting vaak maximaal twee jaar is (Ge et al. 2016).

Etiologie De belangrijkste oorzaken van levercirrose zijn medicatie, hepatitis B-virus (HBV) en hepatitis C-virus (HCV), alcoholmisbruik en niet-alcoholische steatosehepatitis (NASH). Het is niet ongebruikelijk dat het in combinatie voorkomt. Vooral HCV en NASH zijn verantwoordelijk voor de groeiende last van cirrose in de gezondheidszorg. Vanwege de toegenomen prevalentie van NAFLD wordt voorspeld dat cirrose ten gevolge van NASH die van HCV gaat overtreffen als de meest voorkomende indicatie voor een levertransplantatie (Ge et al. 2016).

Als de oorzaak van de levercirrose onbekend blijft, wordt dit 'cryptogene levercirrose' genoemd.

Behandeling Al is er de laatste jaren grote vooruitgang in medische behandelingen te zien, toch is er vaak geen goede medicatie beschikbaar om ernstig leverfalen te laten herstellen. In de afgelopen 35 jaar heeft levertransplantatie echter een goede kans op overleving gegeven in zo'n situatie.

Dieetmaatregelen zijn nodig zodra levercirrose is ontstaan (par. 3.4.5).

3.3.4.1 Hepatitis door chronisch alcoholmisbruik

Prevalentie/incidentie Cijfers over levercelschade door alcohol zijn niet bekend.

Pathologie Alcohol (ethylalcohol, ethanol) is toxisch voor de lever als het in grote hoeveelheden wordt ingenomen. De toxiciteit is voor vrouwen groter dan voor mannen. Vrouwen hebben over het algemeen een geringere vetvrije massa en een lager lichaamsgewicht en daardoor een kleiner distributievolume. Ook is de omzetting van alcohol in de maag bij vrouwen minder dan bij mannen. Bij levercirrose ten gevolge van alcoholmisbruik worden de meest schadelijke effecten niet aan de alcohol zelf toegeschreven, maar aan de agressieve producten die bij de afbraak van alcohol ontstaan. In de lever wordt alcohol omgezet in aceetaldehyde. Dit wordt uiteindelijk omgezet in azijnzuur. De afbraakproducten aceetaldehyde en azijnzuur beschadigen de lever zodanig dat de aanmaak en omzetting van stoffen in de cellen op den duur niet meer goed verlopen. Daardoor hopen water, eiwitten en vet zich in de levercellen op.

Ook spelen de zogeheten zuurstofradicalen een rol. Bij veel ontsteking sterven de levercellen af en ontstaat er littekenweefsel. Bij chronisch alcoholmisbruik heeft de patiënt ook vaak een verlaagde inname van eiwitten, vitaminen en mineralen. Daarbij is de opname van vitamine B1, foliumzuur, vitamine B12 en vitamine K verminderd. Hierdoor ontstaan deficiënties. Foliumzuurtekort ontstaat door verminderde inname, malabsorptie, verminderde opslag in de lever en verhoogde uitscheiding in de urine. Thiaminedeficiëntie kan leiden tot Wernicke-encefalopathie en het Korsakov-syndroom. Vitamine B12-deficiëntie kan leiden tot megaloblastaire anemie en neuropathieën (Rossi et al. 2015). De kans op osteoporose is zeer groot, onder andere doordat vaak langdurig onvolwaardige voeding is gebruikt en de botformatie door alcohol is verslechterd (Krol et al. 2014; Santos en Romeiro 2016).

Het verhoogde gehalte aan endotoxinen in de portale circulatie bij alcoholische leverziekte draagt bij aan de progressie van levercirrose en wordt verklaard door de verhoogde darmpermeabiliteit en de verandering in het microbioom (meer pathogenen en minder commensale organismen) bij alcoholconsumptie. De zinkdeficiëntie die optreedt bij chronische alcoholconsumptie, verhoogt mogelijk zowel de leverschade als de permeabiliteit van de darm. Alcohol verandert dus direct en indirect de samenstelling van de darmflora.

Er moet nog meer onderzoek worden gedaan naar de veranderingen in en invloed van het microbioom (darm-lever-as) (Szabo 2015).

Behandeling Als de levensverwachting slecht is, wordt soms een levertransplantatie overwogen. Het alcoholgebruik moet dan meer dan een half jaar gestaakt zijn.

Dieetmaatregelen zijn nodig zodra levercirrose is ontstaan (par. 3.4.5).

3.3.4.2 Hepatitis veroorzaakt door een virus

Prevalentie/incidentie In 2013 werden 1.267 nieuwe gevallen van hepatitis B gemeld: 140 met een acute hepatitis B en 1.127 met een chronische hepatitis B. In Nederland hebben naar schatting 40.000 mensen een chronische hepatitis B. De incidentie van acute hepatitis C in Nederland is ongeveer 0,2 %. In Nederland hebben naar schatting 28.100 patiënten chronische hepatitis C (NHG-Standaard Virushepatitis en andere leveraandoeningen 2016).

Pathologie (etiologie) Hepatitis wordt vaak veroorzaakt door een virus.

Het hepatitis B-virus (HBV) is zeer besmettelijk. Het wordt overgedragen door bloedcontact bij bijvoorbeeld uitwisseling van naalden (voor drugs, tatoeages, piercings), scheermesjes of tandenborstels of door seksueel contact. Het virus kan een leverontsteking veroorzaken. Bij 90 % van de volwassenen verdwijnen de klachten en het virus binnen een halfjaar, maar bij 10 % van de HBV-infecties bij volwassenen blijft hepatitis B chronisch aanwezig en is daardoor besmettelijk voor anderen. Als jonge kinderen besmet worden, wordt hepatitis B veel vaker chronisch.

Hepatitis D komt alleen voor als hepatitis B ook aanwezig is. Uiteindelijk kan de hepatitis B en ook D leiden tot levercirrose en leverkanker.

Hepatitis C is het gevolg van het hepatitis C-virus (HCV), dat leidt tot leverontsteking. In Nederland zien we deze infectie vooral bij immigranten. Ook bij hemofiliepatiënten, spuitende (ex-)drugsgebruikers (met name bij gebruik van niet-steriele naalden), bij mensen die voor 1992 een bloedtransfusie hebben gehad en onder mannen die seks hebben met (wisselende) mannen (MSM) komt deze infectie voor. De incidentie van HCV neemt nu af met het beschikbaar komen van nieuwe behandelingen. Het virus wordt zeer zelden overgedragen door heteroseksueel contact. Bij 20 % van de patiënten met chronische hepatitis leidt dit tot levercirrose of leverkanker. Veel mensen zijn zich er niet bewust van als ze drager zijn van het virus. Daardoor blijft hun bloed besmettelijk voor anderen, al zijn er geen klinische verschijnselen.

Behandeling Chronische hepatitis B met veel leverontsteking wordt soms behandeld met een kuur alfa-interferon. Dat remt de virusdeling en stimuleert de afweer. Andere medicijnen, de zogeheten nucleoside-/nucleotide-analogen, zoals entecavir of tenofovir, remmen de virusdeling en daarmee de ontsteking en moeten langdurig gebruikt worden. Verder wordt er onderzoek gedaan naar de werking van enkele andere medicijnen.

Hepatitis D komt alleen voor in combinatie met hepatitis B. De behandeling is in grote lijnen hetzelfde als bij chronische hepatitis B.

Hepatitis C wordt tegenwoordig behandeld met een combinatie van pillen die de virusdeling verstoren. Hiermee is met vrij weinig bijwerkingen genezing mogelijk bij meer dan 90 % van de patiënten. Vaccinatie tegen hepatitis C is nog niet mogelijk. Voor hepatitis A en B zijn actieve en passieve vaccinatie mogelijk als preventie (niet als behandeling).

Als de levensverwachting door de leverziekte slecht is, wordt een levertransplantatie overwogen.

Dieetmaatregelen zijn nodig zodra levercirrose is ontstaan (par. 3.4.5).

3.3.4.3 Auto-immuunhepatitis (AIH)

Prevalentie/incidentie In een epidemiologische studie werd vastgesteld dat de prevalentie van AIH in Nederland 18,3 per 100,000 personen is. Bij vrouwen komt AIH vaker voor dan bij mannen en er is een piek in de incidentie rond het 20e jaar en op middelbare leeftijd (Gerven et al. 2014).

Pathologie Auto-immuunhepatitis is een stoornis in het afweersysteem. Als het afweersysteem zich richt op de cellen van de lever, ontstaat een chronische leverontsteking en vervolgens uiteindelijk levercirrose. Vaak is er vermoeidheid, verder kunnen verminderde eetlust en buikpijn optreden. Soms komen gewrichtspijnen, uitblijven van de menstruatie, nagelafwijkingen en 'spider naevi' voor. Een spider naevus is een plaatselijke verwijding of toename van het aantal bloedvaten in de huid, die vanuit een centraal punt stervormig uitstraalt en gelijkenis vertoont met een spin.

Etiologie De oorzaak van auto-immuunhepatitis is een gestoorde immuniteit. Dit is het gevolg van een combinatie van erfelijke aanleg en iets dat de ziekte in gang zet (soms een medicament, meestal onbekend). Details hiervan worden nog onderzocht.

Behandeling De behandeling is gericht op het verminderen van de leverontsteking, het voorkomen van levercirrose en het verbeteren van de leverfunctie. Er
worden hiervoor medicijnen gegeven die het afweersysteem remmen. Vooral
prednison in combinatie met azathioprine (Imuran®) wordt vaak gegeven. Als
dit onvoldoende werkt, worden in een levercentrum soms nog andere medicijnen gegeven. Als de levensverwachting slecht is, wordt een levertransplantatie
overwogen.

Dieetmaatregelen zijn nodig zodra levercirrose is ontstaan (par. 3.4.5).

3.3.4.4   Cholestatische leverziekten

Cholestatische leverziekten kunnen ontstaan door aandoeningen aan de galwegen
in en soms ook buiten de lever. Vandaar dat ze als leverziekten worden beschouwd.
De lever zelf wordt hierdoor aangetast. Bij volwassenen worden, naast medicamenteuze cholestase, met name primaire biliaire cholangitis (PBC) en primaire scleroserende cholangitis (PSC) onderscheiden.

Primaire biliaire cholangitis (PBC)

Prevalentie/incidentie De incidentie en prevalentie van primaire biliaire cholangitis in Nederland zijn niet goed bekend. Het aantal patiënten ligt mogelijk tussen
de 2.000 en 4.000 (Kuiper et al. 2009). PBC komt vooral voor bij vrouwen van
middelbare leeftijd.

Bij PBC zijn de kleine galgangen in de lever chronisch ontstoken. Door deze
ontstekingen verdwijnen de kleinste galgangen, waardoor chronische cholestase of
galstuwing ontstaat. Hierdoor worden de levercellen onherstelbaar beschadigd. Er
wordt steeds meer littekenweefsel gevormd en als gevolg van de ontstekingen ontstaat uiteindelijk levercirrose.

PBC is een sluipende ziekte: het kan soms wel vijftien jaar duren voordat er
klachten optreden. De verschijnselen zijn eerst zeer hinderlijke jeuk en vermoeidheid. Daarna ontstaat langzaam chronische geelzucht, gestoorde vetresorptie, vet-
diarree en osteoporose.

De oorzaak is tot nu toe onbekend. Het vermoeden bestaat dat het een auto-
immuunziekte is.

Primaire scleroserende cholangitis (PSC)

Primaire scleroserende cholangitis (PSC) is een chronisch progressieve ontsteking
aan de galwegen die vaker bij mannen dan bij vrouwen voorkomt. De gemiddelde
leeftijd is 40 jaar.

Prevalentie/incidentie In Nederland was de gemiddelde jaarlijkse incidentie tussen 2000 en 2007 0,6 bij mannen en 0,4 bij vrouwen per 100.000 inwoners. De incidentie verdeeld in leeftijd en geslacht varieerde van 0,25 bij vrouwelijke adolescenten tot 0,93 bij mannen tussen de 40 en 49 jaar per 100,000. In Europa is de incidentie 6,0 per 100.000. PSC vormt 9 % van de indicaties voor levertransplantatie (Boonstra et al. 2013).

Pathologie Bij PSC raken meestal vooral de grotere intra- en extrahepatische galwegen chronisch ontstoken. Daardoor ontstaan bindweefselvorming, vernauwing van de galgangen, cholestase en infecties vanuit de gestuwde galwegen. Op de lange termijn ontstaat levercirrose. De verschijnselen zijn vermoeidheid, jeuk en koorts. De complicaties van cholestase zijn steatorroe, deficiëntie van in vet oplosbare vitaminen en osteoporose. Er is een verhoogd risico op het ontwikkelen van een cholangiocarcinoom, dat bijna niet behandelbaar is. Een zeer groot deel van de patiënten (90 %) heeft ook colitis ulcerosa en soms de ziekte van Crohn.

Etiologie De oorzaak is onbekend. Waarschijnlijk is het een auto-immuunziekte.

Behandeling van PBC en PSC Het medicijn ursodeoxycholzuur (UDCA, Ursochol®, Ursofalk®) geeft vaak een gedeeltelijke verbetering van de leverenzymen in het bloed (met name AF) en bij PBC vertraagt het mogelijk het ziekteproces. Bij PSC is dit minder evident. Andere medicatie is in onderzoek, zoals nor-UDCA, obeticholzuur en bezafibraat. Bij PSC worden zo mogelijk en indien nodig vernauwingen in de grotere galwegen opgerekt. Als de levensverwachting slecht is, wordt een levertransplantatie overwogen.

Dieetmaatregelen zijn nodig zodra levercirrose is ontstaan (par. 3.4.5).

3.3.4.5 Leververvetting (steatose)

Prevalentie/incidentie De prevalentie van leversteatose zonder alcohol als oorzaak ('non-alcoholic fatty liver disease', NAFLD) wordt in de ontwikkelde landen geschat op 20–30 % van de totale bevolking en op 70 % bij mensen met obesitas tot meer dan 90 % bij mensen met obesitas die ook diabetes hebben. Als er ontsteking is spreken we van steatohepatitis.

In een cohortonderzoek werd de aanwezigheid van non-alcoholic steatohepatitis (NASH) geschat op 3–4 %. Bij 10–30 % van de mensen met NASH ontstaat cirrose. De incidentie lijkt toe te nemen, gerelateerd aan de toename van overgewicht en type 2 diabetes mellitus, de belangrijkste factoren gerelateerd aan NAFLD (Hannah en Harrison 2016).

Pathologie Steatose kan leiden tot een chronische ontsteking van de lever met beschadiging van de levercellen ('ballooning'), waarbij uiteindelijk soms levercirrose kan ontstaan.

De vetstofwisseling in de lever kan verstoord raken, waardoor vet zich ophoopt in de lever. Er wordt gesproken van niet-alcoholische leververvetting (NAFLD) of leversteatose. Er zijn niet altijd klachten, soms klagen mensen over pijn in de leverstreek of over vermoeidheid.

Onder NASH wordt verstaan leverontsteking ten gevolge van leververvetting zonder dat alcohol een rol speelt. Bij ASH (alcoholische steatohepatitis) daarentegen is overmatig alcoholgebruik de oorzaak.

Etiologie NAFLD kan omschreven worden als de hepatische component van het metabool syndroom en is het gevolg van de westerse levenswijze. Overgewicht en diabetes zijn onafhankelijke voorspellers van leverfibrose bij patiënten met NASH (Hannah en Harrison 2016). Als gevolg van NAFLD/NASH kan leverkanker ontstaan. NAFLD, NASH en – in beperkte mate ook – fibrose zijn omkeerbaar, zodra de oorzaak verdwijnt.

Bij het ontstaan van leververvetting spelen genetische, fysiologische en omgevingsfactoren een rol (Kirpich et al. 2015; Stachowska et al. 2016). De oorzaken van niet-alcoholische leververvetting zijn vooral een te hoge energie-inname uit de voeding (vaak in combinatie met een hoog verzadigd vetgehalte of hoog fructosegehalte), een te hoog gewicht (vooral te veel abdominaal vet), het metabool syndroom bij diabetes type 2 en weinig lichaamsbeweging. Deze hebben onderling ook relaties. Perifere insulineresistentie speelt een rol, evenals vorming van zuurstofradicalen die de levercellen beschadigen. Minder vaak zijn ondervoeding, medicijngebruik (sommige corticosteroïden), chronische darmontstekingen zoals de ziekte van Crohn en colitis ulcerosa, zwangerschap en parenterale voeding een oorzaak. Alcohol is ook een belangrijke oorzaak van steatohepatitis (alcoholische steatohepatitis; ASH). In dat geval is stoppen met alcohol de belangrijkste maatregel.

Relatie voeding-NAFLD
Er wordt op de volgende gebieden onderzoek gedaan naar de relatie tussen voeding en NAFLD (Hannah en Harrison 2016):

– Hoe het energiebeperkte dieet eruit zou moeten zien (vetarm, koolhydraatbeperkt, mediterraan dieet).
– De soort, de duur, de frequentie en intensiteit van lichamelijke activiteit die optimaal is.
– Het personaliseren van het dieet, rekening houdend met de genetische aanleg, zodat het zou kunnen bijdragen aan betere uitkomsten (Stachowska et al. 2016).
– De rol voor macronutriënten, micronutriënten, antioxidanten of probiotica in de behandeling. Vermindering van leververvetting door suppletie van vitamine (E 800 IU) bij personen die geen diabetes hebben, is bijvoorbeeld bewezen met een biopsie. Er zijn echter onvoldoende studies gedaan om het gebruik van vitamine E routinematig te adviseren.
– De rol van omega-3-vetzuren en andere middelen die leversteatose zouden kunnen verminderen.
– Het fructosegehalte in de voeding. Tot nu toe ontbreken goede studies. Bij onderzoek is vaak een hoog fructosegehalte gecombineerd met een te hoog energiegehalte in de voeding.

- De interactie tussen voedingsfactoren, darmflora en de integriteit van de darmbarrière (Kirpich et al. 2015).
- De hoeveelheid en het te verwachten effect van voedingsmiddelen die positief lijken te werken op het verminderen van leversteatose (Gupta et al. 2015).

Behandeling Er wordt veel onderzoek gedaan naar de mogelijkheden om NAFLD met medicijnen te bestrijden. Ook het effect van medicatie die insulineresistentie tegengaat, wordt onderzocht. Op dit moment bestaat er echter nog geen standaard medicamenteuze behandeling voor NAFLD. De ziekte kan echter wel genezen wanneer het mogelijk is de oorzaak van de ziekte weg te nemen (o.a. te hoog gewicht). Het proces van vetstapeling en ontstekingen wordt dan stopgezet (Janssen et al. 2009)

In geval van een te hoog gewicht wordt een matig energiebeperkt dieet, gecombineerd met lichaamsbeweging geadviseerd met als doel af te vallen en daarmee de insulinegevoeligheid te verbeteren. Bij snel gewichtsverlies (> 1,5 kg per week) verslechtert de leverfunctie soms juist, dus te snel afvallen is niet verstandig.

Leefstijladviezen bij niet-alcoholische leververvetting
Leefstijladviezen zijn van belang bij mensen met een hoge BMI, bij wie extra aandacht nodig is voor langzame gewichtsreductie en stimuleren van lichaamsbeweging.
De volgende maatregelen worden genoemd (Hannah en Harrison 2016):

- Energiebeperking met 500–750 calorieën lager dan de behoefte per dag.
- Gewichtsverlies:
  - 3–5 % om steatose te verminderen;
  - 7 % om de NAFLD-score te verbeteren;
  - > 10 % voor regressie van fibrose.
- Beperken van voedingsmiddelen en dranken met fructose.
- Stimuleren van consumptie van vette vis, koffie en noten.
  Deze voedingsmiddelen lijken het meest positieve bewijs te leveren op verminderen van leversteatose (Gupta et al. 2015).
  Koffie reduceert de progressie van fibrose (Hannah en Harrison 2016).
- Matig intensieve lichaamsbeweging: 90–120 minuten per week aerobe activiteit en daarnaast weerstandstraining (> 6 METs) 75 minuten per week.

Dieetmaatregelen zijn nodig zodra levercirrose is ontstaan (par. 3.4.5).
In sommige gevallen is bij levercirrose uiteindelijk een levertransplantatie nodig.

3.3.4.6 Erfelijke leverziekten

De ziekte van Wilson is een zeldzame erfelijke stofwisselingsziekte waarbij de uitscheiding van koper door de lever is verstoord. Er worden grote hoeveelheden koper in de lever opgeslagen. Dit leidt uiteindelijk vaak tot chronische leverontsteking en tot levercirrose. Acuut leverfalen is mogelijk. Koper kan ook in de zenuwcellen worden opgeslagen. Soms treden de klachten op die horen bij levercirrose. In andere gevallen overheersen de klachten die met de aantasting van de zenuwcellen te maken hebben. Patiënten kunnen last hebben van verhoogde spierspanning, coördinatiestoornissen, beven en krampen. In ernstige gevallen kunnen spraakstoornissen en hallucinaties optreden.

Er wordt bloedonderzoek gedaan naar ceruloplasmine en naar de hoeveelheid koper (Cu) in de urine. Ceruloplasmine is het transporteiwit dat in het bloed zorgt voor het transport van koperionen en zorgt voor bescherming van lipiden. Ook worden de ogen onderzocht op Kayser-Fleischer-ringen (KF-ringen). Dit is een groen-bruine ring in de buitenste omranding van het hoornvlies, gevormd door koperneerslag (genoemd naar de oogartsen die dit verschijnsel voor het eerst beschreven hebben).

Het medicijn penicillamine is een stof die met koper een verbinding (chelaat) vormt en hierdoor de uitscheiding in de urine sterk doet toenemen. Zinkacetaat remt de opname van koper uit het maag-darmkanaal en is daarom vaak een zinvolle onderhoudsbehandeling. Soms is levertransplantatie de enige mogelijkheid.

De dieetmaatregelen zijn beperkt en bestaan voornamelijk uit het vermijden van koperrijke voedingsmiddelen, zoals bruine chocolade, pinda's, noten, champignons, lever en schaaldieren. Er is nog geen volledig onderzoek beschikbaar naar de effectiviteit van een dieet.

Dieetmaatregelen zijn nodig zodra levercirrose is ontstaan (par. 3.4.5).

Primaire hemochromatose (HFE-hemochromatose)

Pathologie Er zijn twee vormen, namelijk primaire en secundaire hemochromatose. Er is vooral onderzoek gedaan naar het effect van voeding bij de groep personen met HFE-genmutaties, primaire hemochromatose. Secundaire hemochromatose is meestal het gevolg van een andere ziekte.

Primaire hemochromatose is een erfelijke ziekte waarbij door een te grote opname van ijzer in het maag-darmkanaal grote hoeveelheden ijzer in de lever worden opgeslagen. Dit leidt uiteindelijk tot levercirrose. Ook de geslachtsorganen, de alvleesklier en de hartspier kunnen worden aangetast. Het eerste symptoom is meestal abnormale vermoeidheid. Na verloop van tijd wordt de huid donkerder van kleur door neerslag van pigment. De complicaties die kunnen optreden zijn naast levercirrose onder andere diabetes mellitus, vruchtbaarheidsproblemen, gewrichtsklachten en hartritmestoornissen.

Incidentie De afwijking komt voor bij ongeveer 1 op de 200 inwoners in Nederland. Dit wil zeggen dat in Nederland ongeveer 80.000 mensen deze aandoening hebben. De ziekte treedt op bij mannen ouder dan 40 jaar en vrouwen ouder dan 50 jaar (Janssen et al. 2009).

Etiologie Bij 90 % van de patiënten is een erfelijke (genetische) afwijking bekend. Wanneer de ziekte zich openbaart, speelt de hoeveelheid onnodig ijzer die elke dag uit de voeding wordt opgenomen mogelijk een rol. Als er gedurende lange tijd extra ijzer aan de voeding wordt toegevoegd, bijvoorbeeld in de vorm van ijzerverrijkte voedingsmiddelen, supplementen en/of ijzerhoudende medicijnen, zullen er sneller ziekteverschijnselen optreden.

Diagnose Bij hemochromatose wordt bloedonderzoek gedaan naar ijzer (Fe) en de latente ijzerbindingscapaciteit (LYBC), waarmee de transferrinewaarde berekend kan worden. Als die te hoog is, kan DNA-onderzoek van het bloed plaatsvinden. Een lever-MRI en leverbiopsie kunnen zinvol zijn.

Behandeling Aderlatingen worden gedaan teneinde een negatieve ijzerbalans te handhaven. Per aderlating wordt ongeveer 250 mg ijzer aan het lichaam onttrokken. Als aderlaten onmogelijk is, bijvoorbeeld bij bloedarmoede, wordt deferoxamine (Desferal®) toegediend. Bij een levercirrose in het eindstadium wordt een levertransplantatie gedaan (Doorn 2011; Moretti et al. 2013).

De wetenschapswinkel van de Wageningen UR (University & Research centre) heeft een rapport samengesteld over de relatie tussen voeding en de ijzeropname bij HFE-hemochromatose (Doorn 2011). De opname van ijzer is afhankelijk van factoren als de ijzerstatus, ijzerbehoefte en genetische factoren. De mate waarin meer ijzer wordt opgenomen, hangt af van de genmutatie. De totale hoeveelheid ijzer in de voeding heeft gevolgen voor de ijzerstapeling bij hemochromatosepatiënten, in ieder geval de C282Y-homozygoten. Heemijzer uit vlees, vis en kip kent een ander absorptiemechanisme en een hogere biobeschikbaarheid dan niet-heemijzer. Niet-heemijzer is afkomstig van ei en plantaardige bronnen.

Dieetadviezen
De hemochromatosevereniging raadt het volgende aan:

- Eén jaar lang een zeer streng Fe-beperkt dieet komt overeen met twee tot drie aderlatingen van 500 ml per jaar.
- Neem niet te veel rood vlees (rund, varken) en gebruik geen orgaanvlees (lever m.n.).
- Vitamine C versterkt de opname van ijzer. Neem geen fruit en vruchtensappen en voedingssupplementen tijdens de maaltijden.
- Thee (tannine) tijdens de maaltijd beperkt (tot 30 %) de opname van ijzer.
- Let op vitaminepreparaten, want vaak is daarin veel ijzer toegevoegd.
- Beperk het alcoholgebruik.
- Kook niet met gietijzeren pannen of een ijzeren wok.
- Vermijd ontbijtgranen met toegevoegd ijzer en zwarte olijven (ijzer is als kleurstof toegevoegd).

Meer dieetmaatregelen zijn nodig zodra levercirrose is ontstaan (par. 3.4.5).

3.3.4.7 Levertumoren, primaire leverkanker (HCC)

Prevalentie/incidentie In de levercellen ontstane leverkanker (hepatocellulair carcinoom, HCC) is wereldwijd de vijfde meest voorkomende vorm van kanker en staat op de derde plaats wat betreft sterfte door kanker. De incidentie van HCC neemt wereldwijd toe en stijgt met de leeftijd in alle bevolkingsgroepen; het bereikt een piek op 70-jarige leeftijd.

HCC veroorzaakt ruim 600.000 sterfgevallen per jaar wereldwijd. In Nederland is de incidentie van HCC laag: 1,7 en 0,5 per 100.00 personen per jaar voor respectievelijk mannen en vrouwen – dus drie keer zo hoog bij mannen als bij vrouwen. Leverkanker is een belangrijke doodsoorzaak onder patiënten met levercirrose (EASL-EORTC 2012; Kuiken et al. 2009).

Pathologie Er zijn grofweg twee vormen van leverkanker:

– primaire leverkanker: de tumor ontstaat in de lever zelf;
– levermetastasen: kankercellen van een buiten de lever gelegen tumor bereiken de levercellen via het bloed of de lymfevaten.

Primaire levercelkanker wordt hepatocellulair carcinoom (HCC) genoemd. Als de tumor van de galgangen uitgaat spreken we van cholangiocarcinoom. Vaak, maar niet altijd, is er bij patiënten met HCC sprake van cirrose. Cirrose is een predisponerende factor bij 80 % van alle patiënten met HCC (Janssen et al. 2009; Mandair et al. 2014).

Etiologie HCC komt voor het merendeel voor bij patiënten met chronische leverziekte die veroorzaakt is door hepatitis B (HBV), hepatitis C (HCV), leververvetting (NAFLD), hoog alcoholgebruik en – bijvoorbeeld in Soedan – ook door blootstelling aan aflatoxinen. Wereldwijd is HBV de oorzaak voor 50 % van de gevallen van HCC (Janssen et al. 2009).

Diagnostiek Patiënten met cirrose worden halfjaarlijks met echografie van de lever vervolgd om een eventueel HCC tijdig te ontdekken. In Europa kan een hepatocellulair carcinoom in de helft van de gevallen aangetoond worden met verhoging van alfa-foetoproteïne in bloed. Afbeeldend onderzoek (echo, CT en MRI) en soms gericht histologisch onderzoek is nodig voor de diagnose (Janssen et al. 2009).

Behandeling De tumor kan soms verwijderd worden door een operatie. Als dit niet mogelijk is, worden bijvoorbeeld microbolletjes met chemotherapie of straling via de slagader in de tumor gespoten (chemo-embolisatie of radio-embolisatie) of wordt de tumor met alcohol ingespoten of weggebrand (RF-ablatie of microwave-ablatie).

Levertransplantatie wordt overwogen als geen resectie mogelijk is en de tumor toch nog klein is en tot de lever beperkt zonder ingroei in vaten. Slechts zeer weinig mensen komen hiervoor in aanmerking. Als overbrugging tot levertransplantatie vinden dan genoemde lokale behandelingen plaats.

Bij sommige patiënten zijn medicijnen die celdeling remmen, zoals sorafenib, de enige optie (Janssen et al. 2009).

De dieetmaatregelen zijn energieverrijkt en eiwitverrijkt bij ondervoeding, en meer dieetmaatregelen zijn nodig als er sprake is van levercirrose (par. 3.4.5).

Dieetmaatregelen ter preventie Het bewijs voor de rol van voeding bij vertraging van de ontwikkeling van HCC in risicogroepen neemt toe. Er zijn aanwijzingen dat dieetmaatregelen enigszins beschermend kunnen werken voor het ontwikkelen van HCC. Er zijn echter meer en grotere RCT's nodig om harde conclusies te kunnen trekken.

Dieetadviezen

In een review worden voedingsmiddelen en voedingsstoffen genoemd met het meest sterke bewijs op het ontstaan van HCC of die beschermend werken (Mandair et al. 2014).

Er zijn aanwijzingen dat de volgende voedingsmiddelen het risico op HCC verhogen:

– een vetrijke voeding (verzadigd vet en transvet);
– voedingsmiddelen met een hoge glykemische index, vooral suikers;
– rood vlees en in het bijzonder bewerkt vlees.

Er zijn aanwijzingen dat de volgende voedingsmiddelen het risico op HCC verlagen:

– het mediterrane dieet;
– visconsumptie – mogelijk vanwege een hoog gehalte aan vitamine D en selenium en vanwege de anti-inflammatoire en anticarcinogene werking van omega-3;
– koffiegebruik: de optimale hoeveelheid koffie kon nog niet worden vastgesteld;
– suppletie van voedingssupplementen met vertakte ketenaminozuren ('Branched Chain Amino Acids', BCAA). Vermindering van oxidatieve stress en van angiogenese, en verbetering van het immuunsysteem zijn mogelijke mechanismen die verantwoordelijk zijn voor het anticarcinogene effect van BCAA;
– voedingsvezels, bijvoorbeeld uit granen;
– lycopeen uit bijvoorbeeld tomaten zou metastasen kunnen voorkomen bij patiënten met HCC.

Bron: Mandair et al. (2014).

3.3.5 Levercysten

Prevalentie/incidentie De prevalentie van cysten in de lever ('polycystic liver disease', PCLD) is 1 per 100.000 tot 1 per 1.000.000 en 1 per 158.000 in Nederland (Cnossen en Drenth 2014). De afmeting kan variëren van enkele millimeters tot meer dan 10 cm doorsnede. Er kan sprake zijn van één of meerdere cysten.

Er ontstaan pas klachten bij een vergrote lever en bij de ontwikkeling van complicaties. De vergrote lever leidt tot chronische klachten als een opgezette buik, buikpijn, snelle verzadiging, misselijkheid en braken. Hierbij kan de patiënt ondervoed raken, terwijl het gewicht gelijk blijft of zelfs toeneemt. De leverfunctie verslechtert niet of nauwelijks.

Etiologie Een levercyste kan verschillende oorzaken hebben:

– Het kan ontstaan doordat een galgang in de lever uitzet.
– Bij 40 % van de mensen met de erfelijke aandoening polycysteuze nierziekte (ADPKD) komen niet alleen cysten in de nieren voor, maar ook in de lever. Er zijn ook mensen met alleen veel levercysten zonder niercysten (PCLD).
– Een *Echinococcus*-infectie (hondenlintworm of vossenlintworm). Besmettingsgevaar komt vooral voor in minder hygiënische landen.

Diagnose De diagnose wordt gesteld met behulp van een echo, CT-scan of MRI-scan.

Behandeling Als er klachten zijn, zijn verschillende behandelingen mogelijk. Cysten kunnen worden gescleroseerd door middel van een punctie met drainage en een injectie met glucose of alcohol, een operatie waarbij luikjes in de cysten gemaakt worden (fenestratie) en/of een deel van de lever verwijderd wordt (resectie), medicatie die bij sommige patiënten de groei van cysten tegengaat (Somatuline®, een somatostatinederivaat) en in geval van een *Echinococcus*-infectie met medicatie tegen de infectie. Als laatste alternatief kan een patiënt met levercysten in aanmerking komen voor transplantatie. Soms is een gecombineerde lever-niertransplantatie nodig.

De dieetbehandeling bij chronische klachten bestaat uit frequente kleine maaltijden volgens de *Richtlijnen goede voeding*. Om de energiebehoefte te berekenen, dient het gewicht te worden bepaald door het geschatte gewicht van de cysten in mindering te brengen of het ideale lichaamsgewicht als uitgangspunt te nemen.

3.4 Klachten en complicaties ten gevolge van levercirrose

De klachten die kunnen optreden zijn – behalve ascitesvorming en oedeem – vermoeidheid, zwakte, verminderde eetlust en concentratieverlies. Ook gewichtsverlies, misselijkheid, braken, buikpijn, jeuk en geelzucht komen vaak voor. Bij veel mensen met levercirrose is sprake van ondervoeding en osteoporose. Ook kunnen er complicaties optreden, zoals portale hypertensie met gastro-intestinale bloeding (al dan niet uit slokdarmvarices), hepatorenaal syndroom en hepatische encefalopathie met als mogelijk gevolg sufheid en vergeetachtigheid en als uiterste zelfs coma hepaticum.

3.4.1 Ondervoeding

Ondervoeding en sarcopenie komen vaak voor bij levercirrose en kunnen de andere complicaties van levercirrose verergeren en de mortaliteit verhogen. Sarcopenie, een verlies van spiermassa, is de belangrijkste vorm van ondervoeding bij levercirrose en komt bij het merendeel van de patiënten met gevorderde cirrose voor. De prevalentie van sarcopenie is hoger bij mannen dan bij vrouwen. Mannen verliezen meer spiermassa, terwijl vrouwen meer vetmassa verliezen (Kim en Jang 2015).

Er zijn veel factoren die aan sarcopenie bijdragen, waarbij er een disbalans is tussen spieropbouw en spierafbraak. De prevalentie van sarcopenie bij cirrose wordt geschat op 40–80 % (Sinclair et al. 2016) en is veel hoger dan bij andere gastro-intestinale ziekten vanwege de metabole stoornissen die bij levercirrose optreden.

De oorzaken van sarcopenie zijn onder meer:

– te lage energie- en eiwitinname ten gevolge van verminderde eetlust en voedingsinname door misselijkheid, snelle verzadiging, smaakveranderingen, alcoholmisbruik, bepaalde medicatie of door diëten met een beperking (bijvoorbeeld zout- of vochtbeperking);
– malabsorptie: dit kan onder andere het gevolg zijn van pancreasinsufficiëntie bij alcoholmisbruik, bacteriële overgroei in de dunne darm, verandering in het microbioom. Ook speelt een tekort aan galzuren vaak een rol, met name bij cholestase, waardoor de resorptie van vet, van in vet oplosbare vitamines en van calcium verminderd is. Een verminderde absorptie van in water oplosbare vitamines treedt bij alcoholmisbruik ook op;
– veranderd koolhydraatmetabolisme, hyperinsulinemie en insulineresistentie spelen mee;
– verminderde glycogeensynthese in lever en spier, verhoogde glyconeogenese, het gebruik van lichaamseiwit en -vet in plaats van leverglycogeen voor de gluconeogenese. Gezonde volwassenen hebben over het algemeen een glycogeenvoorraad van 36 uur. Na 36 uur vasten treedt pas proteolyse en lipolyse op. Bij levercirrosepatiënten is de opslagfunctie van glycogeen in de lever sterk verminderd, zodat deze voorraad al na 10–12 uur uitgeput is en verlies van spiermassa optreedt;
– veranderd eiwitmetabolisme door onder andere een verhoogde eiwitbehoefte, verminderde eiwitsynthese in de lever, een verhoogde eiwitafbraak, een

verhoogde perifere utilisatie van BCAA's ('Branched Chain Amino Acids', vertakte ketenaminozuren) voor oxidatie door de spieren en verhoogd intestinaal eiwitverlies treden op en spelen mee (Janssen et al. 2009);
– een veranderd vetmetabolisme en toegenomen lipolyse spelen ook mee.

Er treedt vaker sarcopenie op bij patiënten met hepatische encefalopathie. Het veranderde eiwitmetabolisme speelt een belangrijke rol bij de mortaliteit (Chadalavada et al. 2010).

De mate van ondervoeding hangt af van de duur en van de onderliggende leverziekte die mogelijk al effect had op de voedingstoestand. Het verlies van spiermassa is een maat voor het stadium van de leverziekte en de overlevingskansen. Er is bewijs dat terugdringen van sarcopenie de overleving verbetert (Sinclair et al. 2016). Sarcopenie verhoogt de mortaliteit, onafhankelijk van de MELD-score (Johnson et al. 2013).

Er is een verband tussen ondervoeding, de eerste gastro-intestinale bloeding en de overleving van patiënten met levercirrose. Verder heeft ondervoeding een verband met onbehandelbare ascites of het persisteren daarvan. Ook is er verband met een langere opnameduur en langer verblijf op intensive care-afdelingen en een hogere mortaliteit na levertransplantatie (Rossi et al. 2015). Het aantal complicaties (zoals ascites, gastro-intestinale bloedingen, encefalopathie, infecties en mortaliteit) lijkt te verminderen na voedingsinterventie, doordat de voedingsinname verbetert.

De behandeling richt zich, kort gezegd, op suppletie van BCAA voor het slapen gaan, lichaamsbeweging en testosteron, want deze maatregelen stimuleren de spiereiwitsynthese.

Zie voor leefstijlmaatregelen vanaf par. 3.4.5.1.

3.4.1.1   Het bepalen van de voedingstoestand

Om de voedingstoestand goed te kunnen vaststellen is bij voorkeur informatie nodig over de energiebalans, de lichaamssamenstelling en de spierkracht. Dit kan met behulp van diverse methoden (Johnson et al. 2013):

– De BIA-methode (bio-elektrische impedantieanalyse) wordt – ondanks beperkingen – aanbevolen bij patiënten met ascites (Plauth et al. 2006). De BIA is bij vochtretentie minder valide voor meting van de vetvrije massa, maar de fasehoek ('phase angle') wordt in een minireview aanbevolen als een objectieve indicator voor de voedingstoestand (Fernandes et al. 2016).
– De spiermassa en spierkwaliteit gemeten met de CT-scan op het niveau van de derde lage rugwervel (L3) wordt gezien als een nieuwe objectieve en betrouwbare maat voor het bepalen van lichaamssamenstelling en voedingstoestand bij leverpatiënten. Doordat de doorlaatbaarheid van de röntgenstraling in verschillende weefsels anders is, kan er met behulp van de CT-scan een nauwkeurig beeld ontstaan van de anatomie van het lichaam op de dwarsdoorsnede ter hoogte van L3. Het spier- en vetoppervlak kan met behulp van software worden

berekend en worden vergeleken met normaalwaarden. Tevens kan de kwaliteit van de spier worden vastgesteld aan de mate van vetinfiltratie in de spier (myosteatose). Bij cirrosepatiënten zijn sarcopenie en myosteatose vaak aanwezig. Beide zijn onafhankelijk van elkaar gerelateerd aan een hogere mortaliteit op de langere termijn bij cirrose (Montano-Loza et al. 2016). De aanwezigheid en mate van myosteatose kan bepaald worden met een CT-scan.

- In de klinische praktijk kan de lichaamssamenstelling ook worden vastgesteld met behulp van indirecte methoden, zoals antropometrie (lengte, gewicht, BMI, huidplooien, bovenarmomtrek, bovenarmspieromtrek). Als gevolg van de verminderde spiermassa en de variatie in extracellulaire vochtretentie is de BMI bij leverpatiënten echter geen goede maat voor beoordeling van het gewicht. In die gevallen zal er een schatting van het drooggewicht gemaakt moeten worden (zie dieetbehandeling bij levercirrose, par. 3.4.5). Antropometrische metingen zijn eenvoudig en snel overal uit te voeren. Door de armomtrek en tricepshuidplooi te combineren kunnen het spier- en vetoppervlak van de bovenarm worden berekend. Deze maten worden niet verstoord door de aanwezigheid van oedeem en ascites.

- De handknijpkracht is een functieparameter. De gemeten kracht is gerelateerd aan de totale spiermassa van het lichaam en is tevens een maat voor de algehele conditie van een patiënt. Het bepalen van de loopsnelheid ('gait speed') wordt echter beschouwd als de eerste stap in het screenen van de patiënt op de aanwezigheid van sarcopenie. Aanwezigheid van encefalopathie heeft invloed op de uitslag van de spiertests (Tandon et al. 2016).

- De SGA (Subjective Global Assessment) is een methode om de voedingstoestand van leverpatiënten te beoordelen met een gestructureerde klinische blik. Hierbij worden onder andere de skeletspieratrofie, de hoeveelheid subcutaan vetweefsel, het gewichtsverlies, de aanwezigheid van oedeem en ascites, de mate van lichamelijke activiteit, het sociaal functioneren, de mate van eetlust en de voedingsinname beoordeeld. In de ESPEN (European Society for Clinical Nutrition and Metabolism) richtlijnen wordt SGA en antropometrie aanbevolen om de voedingstoestand aan het bed te evalueren (Plauth et al. 2006). Ander onderzoek geeft echter aan dat de SGA een beperkte waarde heeft bij levercirrose (Tandon et al. 2016).

- In een onderzoek van Tandon en collega's werd aangetoond dat het meten van de dijspierdikte met behulp van ultrasound (echografie) in combinatie met de BMI een snelle manier kan zijn om sarcopenie vast te stellen (Tandon et al. 2016).

- Er is een belangrijk verband tussen vitamine D en spierfuncties. Patiënten met levercirrose hebben een verhoogd risico op vitamine D-deficiëntie, omdat ze minder vaak worden blootgesteld aan zonlicht en de activatie van vitamine D verlaagd kan zijn door de verminderde leverfunctie. Het serum vitamine D-gehalte kan belangrijke informatie geven bij het bepalen van sarcopenie (Topcu et al. 2016).

Volgens de ESPEN-richtlijnen zouden alle leverpatiënten moeten worden gescreend op deficiënties van micronutriënten. Indien nodig moet er voldoende worden gesuppleerd (Plauth et al. 2006).

3.4.2 Osteoporose

Bij 12–70 % van de patiënten met levercirrose treedt osteoporose op, afhankelijk van de oorzaak van de ziekte. Het gebruik van het medicijn colestyramine, dat vaak geadviseerd wordt bij jeukklachten, leidt tot vermindering van de intestinale opname van in vet oplosbare vitamines, waaronder vitamine D. Doordat dit medicijn de galzuren wegvangt, raakt de normale opname van vetten uit het maag-darmkanaal nog meer verstoord dan deze al is. Bovendien is inmiddels aangetoond dat colestyramine geen significant effect op jeuk bij cholestase heeft. Er zijn andere geneesmiddelen die beter tegen jeuk helpen.

Corticosteroïden remmen de intestinale opname van calcium vanuit de darm, stimuleren de calciumuitscheiding met de urine en verstoren de aanmaak van osteoblasten. Alcohol kan leiden tot vertraagde botformatie. Bij cholestase en vetmalabsorptie worden calcium, vitamine D en vitamine K slecht opgenomen uit de darm, zoals bij patiënten met PBC of PSC, waardoor bij het merendeel van deze patiënten osteoporose ontstaat. Bij levercirrose is er vaak een verminderde concentratie van geslachtshormonen, die een rol spelen bij het ontstaan van osteoporose. Roken is een bijkomende risicofactor die met osteoporose in verband wordt gebracht. Bovendien bewegen deze mensen vaak te weinig.

Er is dus een scala aan oorzaken (Krol et al. 2014; Santos en Romeiro 2016). Ook na levertransplantatie hebben patiënten in het begin vaak osteoporose waarbij fracturen kunnen optreden.

Behandeling: suppletie van calcium en vitamine D.

3.4.3 Portale hypertensie en gastro-intestinale bloeding

Portale hypertensie ontstaat doordat door bindweefselvorming de bloedstroom in de lever gestoord raakt. Het bloed zoekt een uitweg via collaterale vaten in en buiten de lever. De weerstand neemt duidelijk toe, zodat in het portale gebied hypertensie ontstaat. Portale hypertensie kan gastro-intestinale bloedingen veroorzaken.

Bloedingen kunnen optreden uit varices van oesofagus, maagfundus, cardia of vanwege gastropathie. Meestal ontstaat een bloeding door het barsten van een slokdarmvarix. De bloeding leidt tot een hypovolemische shock, dat wil zeggen een te laag volume van circulerend bloed. Hiervoor is onmiddellijke opname en endoscopische behandeling nodig. Met behulp van endoscopische banding en/of sclerotherapie wordt gepoogd een bloeding uit een varix te behandelen of te voorkomen. De methoden die hiervoor worden gebruikt zijn directe inspuiting van een stof of het aanleggen van rubberligamenten. Soms is een TIPS (transjugulaire intrahepatische portosystemische shunt), een soort kunstmatig bloedvat in de lever tussen aan- en afvoerende bloedvaten, nodig. Een radioloog plaatst dan een expandable metalen stent tussen een tak van de vena portae en een levervene.

De tractus digestivus wordt bij een varicesbloeding met bloed en dus veel eiwit overladen. Daardoor wordt onder andere ammoniak gevormd in de darmwand en als gevolg daarvan kan hepatische encefalopathie (soms zelfs een 'ammoniak-coma') ontstaan (zie ook bij ascites en encefalopathie). Door het verlies van veel eiwit en verslechtering van de leverfunctie kan gemakkelijk oedeem of ascites ontstaan.

De patiënt wordt geadviseerd om geen graten en harde, scherpe voedingsmiddelen te eten vanwege een verhoogd risico op een varixbloeding.

Behandeling: zie dieetbehandeling (par. 3.4.5). Bij portale hypertensie en slokdarmvarices zonder bijkomende complicaties is niet aangetoond dat een natriumbeperkt dieet zinvol is.

3.4.3.1   Ascites

Ascites is ophoping van vocht in de buikholte. Dit wordt veroorzaakt door portale hypertensie, hypoalbuminemie en door verhoogde productie van het hormoon aldosteron (hyperaldosteronisme), meestal in combinatie met elkaar. Ook lekkage van lymfe bij een cirrotische lever kan in sommige gevallen een rol spelen.

Er is een grote kans op verslechtering van de voedingstoestand bij ascites. Ascitesvocht drukt tegen de maag, waardoor de patiënt gauw een vol gevoel heeft. De voedingsinname is daardoor verminderd. Oedeem en ascites kunnen het gewichtsverlies maskeren, waardoor de verminderde voedingstoestand niet direct wordt herkend. Het meten van de bovenarmspieromtrek is dan onder andere een betere maat voor de voedingstoestand (zie ook bij voedingstoestand par. 3.4.1).

Behandeling In geval van oedeem en ascites worden diuretica voorgeschreven, bijvoorbeeld spironolacton (Aldactone®) en/of furosemide (Lasix®), ondersteund door een zoutbeperkt dieet. Bij diureticaresistente ascites krijgt de patiënt een ascitespunctie, gesteund door een infuus met albumineconcentraat.

Een TIPS (transjugulaire intrahepatische portosystemische shunt) wordt bij nog goede leverfunctie geplaatst indien herhaaldelijk gastro-intestinale bloedingen optreden of bij diureticaresistente ascites. Hierdoor wordt de druk in de poortader weer normaal en ontstaat er minder vocht in de buikholte, waardoor de ascites en bloedingen toch weer behandelbaar worden. De natriumbeperking en diuretica kunnen worden verminderd als de shunt werkt.

Na plaatsing van een TIPS moet bekeken worden welke dieetmaatregelen nog nodig zijn (zie ook bij encefalopathie). Een natriumbeperkt dieet ondersteunt de behandeling met diuretica. Ascites veroorzaakt door een maligniteit reageert overigens niet of nauwelijks op een natriumbeperkt dieet. Ascites kan geïnfecteerd raken door translocatie van darmbacteriën; dit heet spontane bacteriële peritonitis

(SBP) en is gedefinieerd als een concentratie van neutrofiele leukocyten in de ascites boven $0,25 \times 10E9/l$, ongeacht of de asciteskweek positief of negatief is. Dit is een gevaarlijke complicatie die opname en behandeling met intraveneuze antibiotica en albumine vereist.

De dieetbehandeling wordt beschreven in par. 3.4.5.

3.4.3.2 Hepatogene encefalopathie en coma hepaticum

Encefalopathie is in milde vorm aanwezig bij 30–84 % van de patiënten met levercirrose. Er zijn milde cognitieve en psychomotorische beperkingen, die alleen met een psychologische test gediagnostiseerd kunnen worden. Van de patiënten met eindstadium levercirrose en encefalopathie is bij 80 % sprake van calorie-eiwitondervoeding (Abdelsayed 2015; Chadalavada et al. 2010).

Encefalopathie is een verstoorde werking van de hersenen die verscheidene oorzaken kan hebben. De hepatogene encefalopathie wordt veroorzaakt door leverinsufficiëntie en collaterale (buiten de lever om of binnenin de lever) circulatie bij portale hypertensie. Dat komt doordat eiwitstofwisselingsproducten als ammoniak (NH3), dat in de darm wordt gevormd uit eiwitten, niet door de lever uit het bloed worden gehaald en toxisch op het centrale zenuwstelsel inwerken. Wanneer de lever niet langer in staat is bepaalde afbraakproducten van de stofwisseling en toxische stoffen uit de darm onschadelijk te maken, ontstaat encefalopathie. Deze situatie kan uitgelokt worden bij darmbloedingen, dehydratie ten gevolge van te veel diuretica of ten gevolge van een infectie, diarree, medicatie, obstipatie, het zich niet houden aan de behandeling met lactulose en/of Rifaximine®, alkalose of een te eiwitrijk dieet. Het kan zich uiten in sufheid, geheugenstoornissen en verwardheid, al dan niet in combinatie met coördinatiestoornissen en soms bizarre bewegingen, en uiteindelijk kan in sommige gevallen een coma ontstaan. Normaal gesproken wordt ammoniak in de lever omgezet in ureum. Bij een te groot aanbod, door de beperkte capaciteit van de lever of ten gevolge van een bloeding, komt er te veel ammoniak in de bloedcirculatie en dat veroorzaakt deze verschijnselen. De patiënt is meestal niet in staat voldoende te eten en te drinken, waardoor de kans op ondervoeding toeneemt.

Encefalopathie wordt vastgesteld aan de hand van de klinische verschijnselen, psychometrische tests en eventueel NH3-waarden. De NH3-waarden correleren niet met de mate van encefalopathie, maar een verhoogde waarde ondersteunt de diagnose.

Behandeling Het laxeermiddel lactulose wordt altijd voorgeschreven. Dit is een onverteerbaar oligosacharide dat door de darmflora in de dikke darm wordt omgezet. Daarbij ontstaan zuren die de aanmaak en opname van ammoniak vanuit de darm verminderen, waardoor het ammoniakgehalte in het bloed daalt. Verder zorgt lactulose voor een betere peristaltiek, waardoor dunnere ontlasting ontstaat. Als lactulose onvoldoende effect heeft wordt ook Rifaximine® voorgeschreven.

Veranderingen in de spiermassa ten gevolge van calorie-eiwitondervoeding hebben een negatief effect op het stikstofmetabolisme bij encefalopathie. Een eiwitbeperking verhoogt de spierafbraak en hiermee de afgifte van aminozuren, wat leidt tot verhogingen van het serumammoniak en verergering van encefalopathie.

De dieetbehandeling bij encefalopathie wordt beschreven in par. 3.4.5.

3.4.4 Hepatorenaal syndroom (HRS)

Bij patiënten met gedecompenseerde levercirrose kan als complicatie het hepatorenaal syndroom (HRS) ontstaan. HRS speelt een belangrijke rol bij patiënten met levercirrose, die op de wachtlijst staan voor levertransplantatie. De kans dat leverpatiënten met ascites binnen één jaar HRS ontwikkelen is 20 % en binnen vijf jaar 40 % (Modi et al. 2016).

De oorzaak van HRS lijkt te liggen in een extreme ondervulling van de arteriële circulatie als gevolg van een arteriële verwijding binnen de bloedvoorziening van de buikorganen. Hierdoor worden hormonen geactiveerd die de bloedvaten in de nier laten samentrekken, waardoor acuut nierfalen optreedt.

Er worden twee typen HRS onderscheiden.

- HRS type 1 komt het meest voor. Het is een acute vorm van HRS en treedt op bij patiënten met gevorderde levercirrose. Het ontstaat meestal pas wanneer er zich een acute situatie of verslechtering voordoet. Een infectie en gastrointestinale bloedingen bevorderen het ontwikkelen van HRS type 1. Er treedt acuut nierfalen op, maar er is ook disfunctie van hart, hersenen, lever, bijnieren en van de systemische circulatie. De mortaliteit van HRS type 1 is hoog: de mediane overleving zonder transplantatie bedraagt 3–9 weken.
- HRS type 2 treedt op bij patiënten met progressie van leverinsufficiëntie. Deze patiënten hebben therapieresistente ascites. In het algemeen ontstaat HRS type 2 zonder een duidelijk uitlokkende factor. De circulatoire disfunctie en de lever- en nierfunctiestoornissen nemen geleidelijk in enkele maanden toe (serumcreatinine: 133–226 μmol/l). De tweejaarsoverleving zonder transplantatie is 30–58 % (Bosma et al. 2010).

Behandeling Hepatorenaal syndroom wordt behandeld met albumine en vaatvernauwende medicatie, bijvoorbeeld Terlipressine®, en soms dialyse. Indien deze therapie niet afdoende is, kan bij HRS type 2 soms een TIPS worden toegepast. Levertransplantatie is de eerste keuze in de behandeling, maar niet altijd snel beschikbaar. Veel patiënten met HRS type 1 overlijden momenteel voordat een donorlever beschikbaar is.

In de praktijk wordt er geen eiwitbeperking gegeven. De theorie hierachter is dat het gaat om een acute aandoening, waarbij levertransplantatie de enige oplossing is. Voor een transplantatie is het belangrijk dat de patiënt in een zo goed

mogelijke voedingstoestand verkeert. Met een eiwitbeperkt dieet zal de voedingstoestand van de patiënt snel achteruitgaan.

Patiënten met HRS voor transplantatie hebben daarna vaker dialyse nodig dan
patiënten zonder HRS. Na transplantatie is bij een glomerulaire filtratiesnelheid
< 60 ml/min een groter risico op terminale nierinsufficiëntie op de lange duur
(Modi et al. 2016).

3.4.5 Dieetbehandeling bij levercirrose

Over het algemeen verdragen patiënten met levercirrose een normale voeding.
De meerderheid van de patiënten met gecompenseerde levercirrose, bij wie nog
geen complicaties aanwezig zijn, heeft geen dieet nodig, een minderheid wel. Bij
patiënten met gedecompenseerde levercirrose is voedingsinterventie bijna altijd
geïndiceerd.

Dieetmaatregelen bij levercirrose Het doel van dieetmaatregelen bij levercirrose
is het behouden of verbeteren van de leverfuncties en de voedingstoestand, het
voorkomen van complicaties en daardoor een vermindering van de mortaliteit en
morbiditeit. Andere doelen zijn het verbeteren van de uitkomsten na operaties en
het verlagen van de opnameduur in het ziekenhuis, het ondersteunen van de werking van de medicatie, het verminderen van klachten bij complicaties, het active-
ren van de spiereiwitsynthese en het voorkomen van spierafbraak (Ge et al. 2016;
Plauth et al. 2006; Sinclair et al. 2016).

De volgende voedings- en leefstijlmaatregelen zijn bij gecompenseerde en
gedecompenseerde levercirrose van belang:

- Energie (zie ook par. 3.4.5.1): uitgaan van het huidige gewicht en indien er sprake
  is van ascites uitgaan van het geschatte droge gewicht of het ideaalgewicht. Voor
  berekening van het ideale gewicht zie http://www.nutritionalassessment.azm.nl/
  algoritme+na/onderzoek/lichaamssamenstelling/ideaalgewicht.htm:
  - bij stabiel gewicht volgens de gebruikelijke berekende behoefte;
  - bij gewichtsverlies of ondergewicht: energieverrijkt (ruststofwisseling + 30 %);
  - bij ongewenste gewichtstoename of een te hoog gewicht een energiebeperkt
    dieet (ruststofwisseling + 20 %–500 cal);
  - bij ondervoeding in combinatie met obesitas: ruststofwisseling + 20 %.
- Eiwitverrijkt: 1,0–1,5 gram eiwit per kilogram lichaamsgewicht. Uitgaan van
  het huidige gewicht en indien er sprake is van ascites uitgaan van het geschatte
  droge gewicht of het ideaalgewicht (Plauth et al. 2006; Sinclair et al. 2016).
  Verdelen van eiwit over meerdere maaltijden.
- Vet 15–20 %.
- Koolhydraten 50–60 %: bij voorkeur in de vorm van complexe koolhydraten.
  Voedingsmiddelen met een hoge glykemische index, vooral suikers, vermijden.
- Frequente maaltijden: vier tot zes maaltijden per dag (Chadalavada et al. 2010).
  Een koolhydraatrijke maaltijd voor het slapen (minimaal 50 gram complexe

koolhydraten; Tsien et al. 2012) bij voorkeur in combinatie met eiwitinname en
een goed ontbijt zo snel mogelijk na het opstaan (Chadalavada et al. 2010; Tsien
et al. 2012). Voor meer informatie zie ook par. 3.4.5.3.
- Vermijden van onnodige dieetbeperkingen.
- Vitamine- en mineralensuppletie bij aangetoonde tekorten, zoals van zink, calcium en vitamine A, D, E en K.
- Gebruik van koffie aanbevelen: meer dan twee 2 kopjes per dag (Saab et al.
  2014; Sinclair et al. 2016).
- Stimuleren van lichaamsbeweging.
- Bij hoogrisicogroepen ter preventie van HCC: verminderen van rood vlees tot
  500g/wk (IKNL 2013).

Aanvullende voedings- en leefstijlmaatregelen
Voor gedecompenseerde levercirrose en complicaties gelden de volgende
voedings- en leefstijlmaatregelen.

Levercirrose met sarcopenie

- Energie- en eiwitverrijkt dieet (zie ook par. 3.4.1).
- Eiwitrijke en koolhydraatrijke snack voor het slapen gaan (voor meer in-
  formatie over eiwit: par. 3.4.5.2; voor meer informatie over koolhydraten:
  par. 3.4.5.3).
- Beweegadvies: 3–4 keer per week 30 minuten, matig intensief; drie keer
  per week weerstandtraining. Dit stimuleert onder andere de eiwitsynthese
  (Sinclair et al. 2016).
- Overwegen suppletie van BCAA; dit kan bijdragen aan het verminderen
  van het verlies van spiermassa en het bevorderen van spiereiwitsynthese
  (Gluud et al. 2015) (zie ook par. 3.4.5.2).

Levercirrose met ascites

- Zoutbeperkt dieet (max. 5 gram zout) ter ondersteuning van diuretica.
- Bij hyponatriëmie (< 120–125 mmol/l) ook vochtbeperkt: meestal
  1–1,5 liter per 24 uur (Sinclair et al. 2016).

Levercirrose met encefalopathie

- Eiwitverrijkt dieet: 1,2–1,6 g eiwit/kg/dag, verdelen over minimaal vier
  maaltijden per dag, waarvan één avondsnack.
- Overwegen: suppletie van 20 gram BCAA, bijvoorbeeld voor het slapen gaan.
- Alleen bij acute encefalopathie: kortdurend een eiwitbeperkt dieet.
- Bij chronische encefalopathie en onvoldoende effect van de medicatie: meer
  plantaardige voeding of een lactovegetarische voeding. Een hoeveelheid van
  30–40 g plantaardig eiwit per dag lijkt effectief (Abdelsayed 2015).
  Overwegen: orale suppletie met BCAA of verrijkte (enterale) voeding
  (Gluud et al. 2015) (zie ook par. 3.4.5.2).

- Oplosbare voedingsvezels volgens de *Richtlijnen goede voeding*.
- Overwegen: suppletie van synbiotica of probiotica op individuele basis, bijvoorbeeld in yoghurt (Abdelsayed 2015; Chadalavada et al. 2010).
- Zinksuppletie, bij voorkeur in combinatie met carnitine, bij aangetoond zinktekort (Abdelsayed 2015).

De aanbevelingen voor energie, macro- en micronutriënten worden hierna toegelicht.

3.4.5.1 Energie

De energiebehoefte is afhankelijk van het geslacht, de leeftijd, de lengte, het actuele gewicht en de hoeveelheid lichaamsbeweging van de patiënt en van de complicaties. Bij een deel van de patiënten is de ruststofwisseling normaal, bij een ander deel is die juist verhoogd of verlaagd. De energiebehoefte moet bij voorkeur worden berekend met behulp van indirecte calorimetrie met toeslagen. Als dit niet mogelijk is met behulp van de Harris en Benedict-formule met toeslagen, waarbij in geval van complicaties tot 30 % moet worden opgeteld bij de ruststofwisseling.

Er is discussie of het ideale gewicht, het actuele gewicht of het droge gewicht gebruikt moet worden, omdat ascites of oedeem geen bijdrage levert aan de energiebehoefte. Het actuele gewicht en de schatting van het droge gewicht kunnen tot verkeerde waarden leiden. Onder het droge gewicht wordt verstaan het huidige gewicht met aftrek van de geschatte hoeveelheid oedeem en ascites (bijvoorbeeld minus 2,2 kg voor lichte ascites, minus 6 kg voor matige en minus 13 kg voor ernstige ascites; Janssen et al. 2009).

In geval van steatorroe of braken is een inschatting nodig van de hoeveelheid energieverlies.

3.4.5.2 Eiwit

De aanbevolen hoeveelheid eiwit is verhoogd, namelijk tussen 1 en 1,5 gram per kilogram droog/ideaal/actueel lichaamsgewicht om een positieve stikstofbalans te handhaven. Het actuele gewicht en een schatting van het droge gewicht kunnen tot verkeerde waarden leiden bij bepaling van de eiwitbehoefte (Chadalavada et al. 2010) (zie ook par. 3.4.1).

Patiënten met gecompenseerde levercirrose zijn in staat om voldoende spiermassa aan te maken bij gebruik van een energierijke voeding met voldoende eiwit met daarbij voldoende lichaamsbeweging.

In het eindstadium van de leverziekte is de lever niet langer in staat om voldoende eiwitten uit de voeding om te zetten. In die fase vindt immers verhoogde afbraak van lichaamseiwitten plaats.

Voedingssupplementen met vertakte ketenaminozuren (BCAA), zoals valine, leucine en isoleucine, worden aanbevolen als de encefalopathie niet reageert op de behandeling met medicatie en ook bij de aanwezigheid van sarcopenie. BCAA heeft een stimulerend effect op de detoxificatie van ammoniak.

In een Cochrane-review werd gekeken naar de relatie tussen BCAA en mortaliteit, hepatische encefalopathie (HE) en bijwerkingen (Gluud et al. 2015). Er werden geen voordelige noch nadelige effecten gevonden van BCAA-suppletie op de mortaliteit, kwaliteit van leven en voedingsparameters. Er werd een gunstig effect gevonden van BCAA-suppletie op duidelijk aanwezige HE. Het effect van BCAA is vergelijkbaar met het effect van lactulose of neomycine in de behandeling van HE. De hoeveelheden BCAA in de trials liepen uiteen van 11 tot 57 gram per dag (met een mediaan van 20 gram BCAA per dag). Alleen bij orale toediening kon het effect worden aangetoond. Er werden geen ernstige bijwerkingen gevonden: één op de tien patiënten had last van een opgeblazen gevoel, winderigheid, diarree en braken. Suppletie van BCAA (oraal of enteraal) voor patiënten met HE zou moeten worden overwogen. Het is nadelig dat BCAA een onaangename smaak heeft. In Nederland wordt het gebruik van BCAA op dit moment nog niet toegepast. Meer onderzoek is nodig ten aanzien van het effect op minimale hepatische encefalopathie, op de voedingstoestand en om subgroepen vast te stellen van patiënten die baat kunnen hebben bij behandeling met BCAA.

Als de medicatie onvoldoende effect heeft op de encefalopathie, kan ook de hoeveelheid dierlijk eiwit uit de voeding worden verminderd. Eiwitten uit vlees verhogen het gehalte aan aromatische aminozuren (Aromatic Amino Acids, AAA's) meer dan eiwitten uit zuivel of plantaardige producten. Dit komt doordat eiwitten uit zuivel en plantaardige eiwitrijke producten een laag gehalte aan aromatische aminozuren en een hoog gehalte aan vertakte ketenaminozuren (BCAA's) hebben. Daarnaast bevatten plantaardige eiwitten weinig ammoniak en worden ze nauwelijks door de colonflora omgezet in ammoniak.

3.4.5.3 Koolhydraten

Het merendeel van de levercirrosepatiënten heeft een verminderde glucosetolerantie met hyperinsulinemie en insulineresistentie. De prevalentie van type 2 diabetes mellitus bij patiënten met levercirrose is vijf keer zo groot als in de standaardbevolking: 37 % versus 7 % (Wlazo et al. 2010). Doordat de lever minder glycogeen kan opslaan, is de glucoseoxidatie verlaagd en de glucoseproductie verminderd, ondanks een toegenomen gluconeogenese.

Een achteruitgang in de leverfunctie veroorzaakt dus stoornissen in het koolhydraatmetabolisme. Daardoor kunnen hypoglykemie en hyperglykemie voorkomen. Het is belangrijk dat het bloedglucosegehalte regelmatig wordt gemeten. Een te hoge bloedglucosewaarde moet behandeld worden met orale antidiabetica of met insuline.

Alle patiënten met levercirrose moeten frequent maaltijden met koolhydraten gebruiken voor een regelmatige toevoer van glucose. De tijd dat een patiënt nuchter is in de nacht moet zo kort mogelijk worden gehouden om een positieve stikstofbalans te handhaven. Daarom worden een avondsnack met een ruime hoeveelheid koolhydraten vlak voor het slapen en een goed ontbijt geadviseerd. In een review wordt het beste effect beschreven bij 150–250 kcal en minimaal 50 gram koolhydraten (Tsien et al. 2012). Een avondsnack verbetert de skeletspiermassa, waardoor deze bijdraagt aan betere klinische uitkomsten. Het tijdstip waarop inname van de avondsnack wordt aangeraden is in de meeste studies tussen de 21:00 uur en 23:00 uur.

Als patiënten langer dan twaalf uur vasten zou een glucose-infuus gegeven moeten worden met de hoeveelheid van de endogene hepatische glucoseproductie (2–3 mg/kg/d) (Rossi et al. 2015).

3.4.5.4 Voedingsvezel en synbiotica

Een vezelrijke voeding is onderdeel van de *Richtlijnen goede voeding*, die voor iedere patiënt met leverziekte van toepassing zijn. Vooral vezelmengsels met fructo-oligosachariden (FOS) hebben een gunstig effect op het voorkómen van encefalopathie. Ze werken op dezelfde wijze als lactulose: ze bevorderen de stoelgang en verlagen het ammoniakgehalte in het bloed, maar kunnen nooit de medicatie vervangen. Probiotica, prebiotica of een combinatie ervan (synbiotica) verhogen het gehalte aan melkzuurbacteriën ten nadele van de pathogene bacteriën. Daardoor kan de incidentie van sepsis worden verminderd. Er zijn aanwijzingen dat suppletie van synbiotica/probiotica de leverfunctie verbetert bij minimale encefalopathie (Chadalavada et al. 2010).

Probiotica laten geen aanvullende verbetering zien ten opzichte van de gangbare medicatie, maar worden waarschijnlijk beter getolereerd en zijn goedkoper dan lactulose of antibiotica (Hörner et al. 2017). Volgens Hörner en collega's kunnen probiotica en synbiotica worden overwogen als alternatieve therapie voor de behandeling van HE. Dit is nog geen standaard en verder onderzoek wordt aanbevolen.

3.4.5.5 Vet

De voeding moet voldoende vet bevatten volgens de *Richtlijnen goede voeding*.

Bij steatorroe ten gevolge van onvoldoende galvorming bij cholestatische leverziekten is het niet zinvol de inname van vet te beperken ten opzichte van de *Richtlijnen goede voeding* (Gezondheidsraad 2015).

3.4.5.6 Vocht

In geval van onbehandelbare ascites en het gebruik van diuretica wordt regelmatig een vochtbalans bijgehouden. Dit houdt in: meten wat er wordt gedronken, urine sparen, dagelijks wegen en bepalen van de elektrolyten en creatinine in het serum. Bij moeilijk behandelbare ascites met hyponatriëmie (< 120–125 mmol) wordt meestal een vochtbeperking gegeven. In de praktijk blijkt dat hoe strenger de vochtbeperking, hoe lager de energie- en eiwitinname is en hoe hoger het risico op (het verergeren van) ondervoeding.

3.4.5.7 Zout

Een zoutarm dieet met maximaal 5 gram zout per dag is nodig voor patiënten met ascites ter ondersteuning van de diuretica, vooral als de diuretica zonder dieet niet het gewenste effect hebben. Zodra de verschijnselen afnemen of niet meer optreden, kan de zoutbeperking worden aangepast. Na een TIPS is een zoutarm dieet vaak niet meer nodig. Het gevaar van een zoutarm dieet kan zijn dat de voedingsinname te laag wordt.

3.4.5.8 Vitamines

Er kunnen vitaminedeficiënties ontstaan bij de verschillende leverziekten en bij het gebruik van medicatie. Deficiënties komen het meest voor als de cirrose wordt veroorzaakt door alcoholmisbruik (Chadalavada et al. 2010); zie ook bij hepatitis ten gevolge van chronisch alcoholgebruik (par. 3.3.4.1). Bij 93 % van de patiënten met een chronische leverziekte komt een bepaalde mate van vitamine D-deficiëntie voor (Iruzubieta et al. 2014). Ook frequente ascitespuncties, diuretica en lactulosetherapie kunnen deficiënties veroorzaken.

Vooral bij cholestatische leverziekten, zoals PBC en PSC, kan er een tekort optreden van in vet oplosbare vitamines A, D, E en soms van vitamine K (Beery et al. 2014). Deze vitamines moeten bij voorkeur worden gesuppleerd in wateroplosbare vorm. Bij een tekort aan meer dan één vitamine wordt een multivitamine- en -mineralenpreparaat aanbevolen, afhankelijk van de bloedwaarden.

3.4.5.9 Mineralen

Mineralensuppletie moet worden gegeven in geval van tekorten in de voeding of in het bloed. Bij een tekort aan meer dan één mineraal wordt een multivitamine- en -mineralenpreparaat aanbevolen, afhankelijk van de bloedwaarden.

Een hoog gehalte aan koper en mangaan in de voeding of als suppletie moet worden voorkomen bij patiënten met cholestatische leverziekten, omdat deze mineralen normaal gesproken via de ontlasting het lichaam verlaten. Patiënten met hemochromatose mogen geen ijzersuppletie krijgen, maar dit is juist wel nodig bij patiënten met oesofagusbloedingen of gastro-intestinale bloedingen.

Zink speelt een essentiële rol bij de functie van meer dan 300 enzymen, ook die bij de ureumcyclus. Zinkdeficiëntie wordt heel vaak gevonden bij patiënten met vergevorderde stadia van levercirrose. Zink- en magnesiumdeficiënties veroorzaken verminderde smaak of smaakveranderingen, wat zou kunnen bijdragen aan een lagere voedingsinname en slechtere voedingstoestand. In deze gevallen moet zink gesuppleerd worden. Dit geeft een verbetering van de leverfunctie, het bevordert de eiwitsynthese en de synthese van het 'retinol binding protein', evenals de aanmaak van enzymen. Zink verbetert bovendien de wondgenezing (Abdelsayed 2015; Chadalavada et al. 2010; Rossi et al. 2015).

3.5 Interventie met dieetpreparaten

Voedingsinterventie met dieetpreparaten (bijvoorbeeld drinkvoeding, sondevoeding of parenterale voeding) is nodig zodra de voedingstoestand verslechtert (Chadalavada et al. 2010; Plauth et al. 2006; Rossi et al. 2015).

3.5.1 Drinkvoeding

Als de energie- en eiwitinname te laag is, kan aanvullend energie- en eiwitrijke drinkvoeding worden geadviseerd. Bij hyperinsulinemie en insulineresistentie is terughoudendheid met drinkvoeding op basis van juice gewenst in verband met verminderde glucosetolerantie. In geval van ascites of een vochtbeperking kunnen geconcentreerde (min. 2 kcal/ml) drinkvoedingen geadviseerd worden.

3.5.2 Sondevoeding

Als de energie- en eiwitinneming ondanks het gebruik van aanvullende drinkvoeding toch nog te laag is, is aanvullende nachtelijke sondevoeding of volledige sondevoeding nodig.

Slokdarmvarices zijn geen contra-indicatie voor sondevoeding (Plauth et al. 2006), al kan het nodig zijn een sonde te gebruiken met een kleine diameter (bijv. charrière 8). Bij een verhoogde kans op aspiratie of bij onvoldoende inname door misselijkheid en braken kan een duodenumsonde deze problemen voorkomen. Ook kan bij verhoogde kans op aspiratie de sondevoeding overdag eventueel in porties gegeven worden.

In geval van ascites is een eiwitrijke en energierijke sondevoeding (1,5 of 2 kcal/ml) nodig.

Sondevoeding heeft de voorkeur boven parenterale voeding. Dit komt door de verbetering van de voedingstoestand en van de leverfunctie, zelfs als data voor langetermijnoverleving ontbreken (Rossi et al. 2015).

3.5.3 Parenterale voeding

Parenterale voeding moet worden overwogen als orale of enterale voeding niet mogelijk of onvoldoende is of als de patiënt langer dan 72 uur moet vasten. Parenterale voeding laat in zulke situaties veelbelovende resultaten zien in verbetering van de voedingstoestand, hoewel data voor overleving ontbreken (Rossi et al. 2015).

3.6 Besluit

De kosten van de gezondheidszorg stijgen. Om deze reden is het belangrijk om aandacht te besteden aan preventieve voedingsmaatregelen met als doel lever- en galziekten te voorkomen. Veel factoren die bijdragen aan de vorming van galstenen en leververvetting kunnen beïnvloed worden door verandering in leefstijl. De diëtist kan hierin een rol spelen. Naarmate de ernst van de cirrose toeneemt, neemt het risico op ondervoeding toe en ook de energie- en eiwitbehoefte. Er zijn echter veel patiënten met levercirrose die een te hoog gewicht hebben. Gewichtsverlies is niet altijd eenvoudig omdat vermoeidheid vaak een rol speelt. Door toename van vetopslag en afname van spiermassa wordt ondervoeding dan vaak niet herkend. Er is sprake van sarcopene obesitas.

Bij patiënten met een leverziekte moet zo snel mogelijk de voedingstoestand vastgesteld worden, zodat ook snel met een voedingsinterventie kan worden gestart en verlies van celmassa kan worden voorkomen. Nieuwe objectieve maten die de voedingstoestand kunnen meten, zijn het bepalen van de spiermassa en spierkwaliteit met behulp van de CT-scan en het bepalen van de fasehoek met behulp van de BIA. Omdat er vaak toch al een CT-scan wordt gemaakt bij leverpatiënten, zou het bepalen van de lichaamssamenstelling met behulp van kleuring van de scan geen probleem moeten zijn. Lukt dat niet, dan zijn de energiebalans, de bovenarmspieromtrek, de bovenarmomtrek en de handgreepdynamometrie goede, maar wel indirecte, maten voor het vaststellen van de voedingstoestand.

Een nieuw ontwikkelde methode is de Short Nutritional Assessment Procedure (SNAP), waarbij in korte tijd de voedingstoestand kan worden bepaald (zie nutritionalassessment.azm.nl). In de literatuur worden dieetpreparaten verrijkt met BCAA's aanbevolen, als er sprake is van sarcopenie en ook bij encefalopathie, als medicatie niet voldoende effect heeft. Suppletie van BCAA zou in deze gevallen vaker moeten worden overwogen.

Omdat er door een slechte voedingsinname, malabsorptie en medicijngebruik risico is op meerdere vitamine- en mineralendeficiënties, kunnen bloedwaarden worden gecontroleerd; dit is vooral bij vitamine A en D belangrijk. De diëtist kan een signalerende rol spelen door het afnemen van een voedingsanamnese met betrekking tot de inname van macro- en micronutriënten. De diëtistische diagnose kan mede op basis hiervan worden vastgesteld.

Literatuur

Abdelsayed, G. G. (2015). Diets in encephalopathy. *Clinical Liver Disease, 19,* 497–505.

Beery, R. M. M., Vaziri, H., & Forouhar, F. (2014). Primary biliary cirrhosis and primary sclerosing cholangitis: A review featuring a women's health perspective. *Journal of Clinical and Translational Hepatology, 2*(4), 266–284.

Boonstra, K., Weersma, R. K., Erpecum, K. J. van, et al. (2013). Population-based epidemiology, malignancy risk, and outcome of primary sclerosing cholangitis. *Hepatology, 58*(6), 20145–20155.

Bosma, J. W., Meyel, J. J. M. van, & Sieert, E. (2010). Stand van zaken. Het hepatorenaalsyndroom; pathofysiologie en behandeling. *Nederlands Tijdschrift voor Geneeskunde, 154,* A1355.

Chadalavada, R., Biyyani, R. S. S., Maxwell, J., et al. (2010). Nutrition in hepatic encephalopathy. *Nutrition in Clinical Practice, 25*(3), 257–264.

Cnossen, W. R., & Drenth, J. P. H. (2014). Polycystic liver disease: An overview of pathogenesis, clinical manifestations and management. *Orphanet Journal of Rare Diseases, 9,* 69. doi:10.1186/1750-1172-9-69.

Doorn, G. M. van (2011). *Voedingsadvies bij HFE-hemochromatose. Rapport 279 Departement Humane Voeding.* Wageningen: Wageningen University.

EASL (2016). Clinical practice guidelines on the prevention, diagnosis and treatment of gallstones. *Journal of Hepatology, 65,* 146–181.

EASL-EORTC (2012). Clinical practice guidelines: Management of hepatocellular carcinoma. *Journal of Hepatology, 56,* 908–943.

Fernandes, S. A., Mattos A. A. de, Tovo, C. V., et al. (2016). Nutritional evaluation in cirrhosis: Emphasis on the phase angle. *World Journal of Hepatology, 8*(29), 1205–1211.

Ge, Ph. S., & Runyon, B. A. (2016). Treatment of patients with cirrhosis. *New England Journal of Medicine, 375,* 767–777.

Gerven, N. M. van, Verwer, B. J., Witte, B. I., et al. (2014). Epidemiology and clinical characteristics of autoimmune hepatitis in the Netherlands. *Scandinavian Journal of Gastroenterology, 49*(10), 1245–1254. doi:10.3109/00365521.2014.946083. Epub 2014 Aug 15.

Gezondheidsraad (2015). *Richtlijnen goede voeding 2015, publicatienr. 2015/24.* Den Haag: Gezondheidsraad.

Gluud, L. L., Dam, G., Les, I., Córdoba, J., Marchesini, G., et al. (2015). Branched-chain amino acids for people with hepatic encephalopathy. *Cochrane Database of Systematic Reviews, 9,* CD001939. doi:10.1002/14651858.CD001939.pub3.

Gupta, V., Mah, X. J., Garcia, M. C., et al. (2015). Oily fish, coffee and walnuts: Dietary treatment for nonalcoholic fatty liver disease. *World Journal of Gastroenterology, 21*(37), 10621–10635. doi:10.3748/wjg.v21.i37.10621.

Hannah, W. N., Jr., & Harrison, S. A. (2016). Lifestyle and dietary interventions in the management of nonalcoholic fatty liver disease. *Digestive Diseases and Sciences, 61*(5), 1365–1374.

Hörner, V. D., Avery, A., & Stow, R. (2017). The effects of probiotics and symbiotics on risk factors for hepatic encephalopathy: A systematic review. *Journal of Clinical Gastroenterology, 51*(4), 312–323.

Integraal Kankercentrum Nederland (IKNL) (2013). *Richtlijn galweg- en galblaascarcinoom.* Utrecht: IKNL.

Iruzubieta, P., Teran, A., Crespo, J., et al. (2014). Vitamin D deficiency in chronic liver disease. *World Journal of Hepatology, 6*(12), 901–915.

Janssen, L. A. H., Drenth, J., & Hoek, B. van (2009) *Leverziekten.* Houten: Bohn Stafleu van Loghum.

Johnson, T. M., Overgard, E. B., Cohen, A. E., et al. (2013). Nutrition assessment and management in advanced liver disease. *Nutrition in Clinical Practice, 28*(1), 15–29.

Kim, H. Y., & Jang, J. Won. (2015). Sarcopenia in the prognosis of cirrhosis: Going beyond the MELD-score. *World Journal of Gastroenterology, 21*(25), 7637–7647.

Kirpich, I. A., Marsana, L. S., & McClain, C. J. (2015). Gut-liver axis, nutrition, and non-alcoholic fatty liver disease. *Clinical Biochemistry, 48*(13–14), 923–930.

Krol, C. G., Dekkers, O. F., & Kroon, H. M. (2014). No association between BMD and prevalent vertebral fractures in liver transplant recipients at time of screening before transplantation. *Journal of Clinical Endocrinology and Metabolism, 99*(10), 3677–3685.

Kuiken, S. D., Delden, O. M. van, Richel, D. J., et al. (2009). De behandeling van het hepato-cellulair carcinoom. Nieuwe ontwikkelingen. *Nederlands Tijdschrift voor Geneeskunde, 153*, B151.

Kuiper, E. M. M., Ouden-Muller, J. W. den, & Buuren, H. R. van (2009). Stand van zaken primaire biliaire cirrose. *Nederlands Tijdschrift voor Geneeskunde, 153*, A483.

Lander, E. M., Wertheim, B. C., Koch, S. M., et al. (2016). Vegetable protein intake is associated with lower gallbladder disease risk: Findings from the women's health initiative prospective cohort. *Preventive Medicine, 88*, 20–26.

Mandair, D. S., Rossi, R. E., & Pericleous, M. (2014). The impact of diet and nutrition in the prevention and progression of hepatocellular carcinoma. *Expert Review of Gastroenterology & Hepatology, 8*(4), 369–382.

Modi, R. M., Patel, N., Metwally, S. N., et al. (2016). Outcomes of liver transplantation on patients with hepatorenal syndrome. *World Journal of Hepatology, 8*(24), 999–1011.

Montano-Loza, A. J., Angulo, P., Meza-Junco, J., et al. (2016). Sarcopenic obesity and myosteatosis are associated with higher mortality in patients with cirrhosis. *Journal of Cachexia, Sarcopenia and Muscle, 7*, 126–135.

Moretti, D., Doorn, G. M. van, Swinkels, D. W., et al. (2013). Relevance of dietary iron intake and bioavailability in the management of HFE hemochromatosis: A systematic review. *American Journal of Clinical Nutrition, 98*(2), 468–479. doi:10.3945/ajcn.112.048264.

Plauth, M., Cabre, E., Riggio, O., et al. (2006). ESPEN guidelines on enteral nutrition: Liver disease. *Clinical Nutrition, 25*, 285–294.

Portincasa, P., Ciaula, A. di, & Grattagliano, I. (2016). Preventing a mass disease: The case of gallstone disease: Role and competence for family physicians. *Korean Journal of Family Medicine, 37*, 205–213.

Rossi, R. E., Conte, D., & Massironi, S. (2015). Diagnosis and treatment of nutritional deficiencies in alcoholic liver disease: Overview of available evidence and open issues. *Digestive and Liver Disease, 47*, 819–825.

Saab, S., Mallam, D., Cox, G. A., et al. (2014). Impact of coffee on liver diseases: A systematic review. *Liver International, 34*, 495–504.

Sachdeva, S., Khan, Z., Ansari, M. A., et al. (2011). Lifestyle and gallstone disease: Scope for primary prevention. *Indian Journal of Community Medicine, 36*(4), 263–267.

Santos, L. A. A., & Romeiro, F. G. (2016). Diagnosis and management of cirrhosis-related osteoporosis. Hindawi publishing corporation. *BioMed Research International*, Article ID 1423462. http://dx.doi.org/10.1155/2016/1423462.

Sinclair, M., Gow, P. J., Grossmann, M., et al. (2016). Review article: Sarcopenia in cirrhosis – aetiology, implications and potential therapeutic interventions. *Alimentary Pharmacology & Therapeutics, 43*, 765–777.

Stachowska, E., Ryterska, K., Maciejewska, D., et al. (2016). Nutritional strategies for the individualized treatment of Non-Alcoholic Fatty Liver Disease (NAFLD) based on the Nutrient-Induced Insulin Output Ratio (NIOR). *International Journal of Molecular Science, 17*(7), 1192. doi:10.3390/ijms17071192.

Szabo, G. (2015). Gut-liver axis in alcoholic liver disease. *Gastroenterology, 148*(1), 30–36.

Tandon, P., Low, G., Mourtzakis, M., et al. (2016). A model to identify sarcopenia in patients with cirrhosis. *Clinical Gastroenterology and Hepatology, 14*, 1473–1480.

Topcu, Y., Tufan, F., & Karan, M. E. (2016). *Potential confounders in identification of sarcopenia in cirrhosis. Letters to the editor* (vol. 14(11), pag.1671). Turkey: Istanbul. http://dx.doi.org/10.1016/j.cgh.2016.06.022.

Tsai, C. J., Leitzmann, M. F., Hu, F. B., et al. (2004). Frequent nut consumption and decreased risk of cholecystectomy in women. *American Journal of Clinical Nutrition, 80*, 76–81.

Tsien, C. D., McCullough, A. J., & Dasarathy, S. (2012). Late evening snack: Exploiting a period of anabolic opportunity in cirrhosis. *Journal of Gastroenterology and Hepatology, 27*(3), 430–441.

Wlazo, N., Beijers, H. J., Schoon, E. J., et al. (2010). High prevalence of diabetes mellitus in patients with liver cirrhosis. *Diabetic Medicine, 27*(11), 1308–1311.

World Cancer Research Fund (WCRF) (2015). *Continuous update project: Diet, nutrition, physical activity and gallbladder cancer.* London: WCRF.

Websites

http://pathways.nice.org.uk/pathways/gallstone-disease. National Institute for Health and Care Excellence (NICE). Laatste update: 2 december 2015.

http://www.nutritionalassessment.azm.nl/algoritme+na/onderzoek/lichaamssamenstelling/ideaalgewicht.htm.

http://www.mdl.nl: Nederlandse Vereniging van Maag-Darm-Leverartsen.

www.hemochromatose.nl: Hemochromatose Vereniging Nederland (HVN).

www.koffieengezondheid.nl.

www.leverpatientenvereniging.nl: Nederlandse Leverpatiënten Vereniging.

www.mdls.nl.

www.nhg.org/nhg-standaarden: NHG-Standaard Virushepatitis en andere leveraandoeningen, 2016.

www.nvh.nl: Nederlandse Vereniging voor Hepatologie.

www.oncoline.nl.

www.uptodate.com. Epidemiology of and risk factors for gallstones. Wolters Kluwer, UpToDate, 2016.

www.zakboekdietetiek.nl.

Aanbevolen literatuur

Campillo, B., et al. (2006). Validation of body mass index for the diagnosis of malnutrition in patients with liver cirrhosis. *Gastroentérologie Clinique et Biologique, 30*: 1137–1143.

Plank, L. D., Gane, E. J., et al. (2008). Nocturnal nutritional supplementation improves total body protein status of patients with liver cirrhosis: A randomized 12 month trial. *Hepatology, 48*(2), 557–566.

Hoofdstuk 4
Voeding van de oudere mens

December 2017

C.P.G.M. de Groot, O. van de Rest en A. Haveman-Nies

Samenvatting Als de mens ouder wordt, treden er fysiologische veranderingen op en komen ziekte en beperkingen vaker voor. Deze veranderingen hebben onder meer effect op de energiebehoefte en op de eiwitbehoefte. Volgens de huidige inzichten is van de micronutriënten alleen de behoefte aan vitamine D verhoogd. Deze bedraagt voor 70-plussers 20 µg/dag. Voor ogenschijnlijk gezonde ouderen verandert de behoefte aan andere vitaminen en mineralen nauwelijks. Dat betekent dat bij een verlaagde energie-inneming de vitamine- en mineralendichtheid van de voeding moet toenemen. Dit kan bereikt worden door een verschuiving in de voedselkeuze, wat niet eenvoudig te bereiken is bij ouderen met weinig eetlust. Behalve fysiologische veranderingen en ziekten kunnen medicijngebruik en sociaal-psychologische problemen een effect hebben op de voedingsgewoonten. In dit hoofdstuk worden de meest gesignaleerde problemen in de voeding van ouderen besproken en er worden enkele praktische adviezen gegeven.

4.1 Inleiding

Met het snel stijgende aantal ouderen in de samenleving neemt het belang van inzicht in een optimale voeding voor de oudere mens toe. Een adequate voeding is namelijk een van de elementen die eraan bijdraagt dat men de latere levensjaren in goede gezondheid door kan brengen. In Nederland bedraagt het aantal te verwachten levensjaren voor mannen momenteel 80 jaar, voor vrouwen 83,5 jaar.

Gebaseerd op het hoofdstuk dat geschreven is door W.A. van Staveren (Informatorium voor Voeding & Diëtetiek, december 2005).

C.P.G.M. de Groot (✉) · O. van de Rest · A. Haveman-Nies
Wageningen Universiteit, Wageningen, Nederland

© Bohn Stafleu van Loghum, onderdeel van Springer Media B.V. 2017
M. Former et al. (Red.), *Informatorium voor Voeding en Diëtetiek*,
https://doi.org/10.1007/978-90-368-1987-9_4

Naar verwachting zal de bevolking in het jaar 2040 voor circa 26 % uit 65-plussers bestaan: 4,7 miljoen van wie twee miljoen 80-plussers (Centraal Bureau voor de Statistiek).

Het is moeilijk de voedingstoestand en de voedingsbehoefte van deze leeftijds-categorie eenvoudig in kaart te brengen omdat ouderen een zeer heterogene groep vormen. Ouder worden gaat immers gepaard met uiteenlopende fysiologische, psychologische, sociale en economische veranderingen. In welke mate deze hun weerslag hebben op (1) ziekten en gerelateerde beperkingen, (2) het cognitief en fysiek functioneren, (3) de maatschappelijke betrokkenheid en het sociale netwerk is mede bepalend voor het succesvol ouder worden. In de zorg gaat hierbij de aan-dacht in toenemende mate uit naar het voorkomen van de functionele achteruit-gang, gedreven door de nieuwe 'geriatric giants'-fragiliteit, sarcopenie, anorexie, milde cognitieve beperkingen en depressie. Bepalende factoren hierbij zijn een gezonde omgeving (sociaal, economisch en fysiek) en een gezonde leefstijl waar-onder de voeding (Morley 2015).

4.2   Wat eten ouderen?

Gegevens over de voedselconsumptie van de Nederlandse bevolking kunnen ontleend worden aan de landelijke voedselconsumptiepeilingen. In 1987–1988 vond de eerste voedselconsumptiepeiling (VCP1) plaats onder een representatieve steekproef van de bevolking van 1 tot 74 jaar. In 1992 werd de tweede VCP uitgevoerd en in 1998 de derde met hierin een additionele steekproef van 75-plussers (Voedingscentrum 1998). De meest recente Nederlandse Voedselconsumptiepeilingen dateren van 2007–2010 (kinderen en volwassenen) en 2010–2012 (ouderen). Laatstgenoemde omvatte ruim zevenhonderd zelfstandig wonende, relatief vitale 70-plussers (RIVM 2011, 2013).

Tabel 4.1 toont voor vrouwen en mannen van 51 tot 69 jaar en voor vrouwen en mannen van 70 jaar en ouder de mediane dagconsumptie van voedingsmiddelen in vergelijking met die van vrouwen en mannen van 31 tot 50 jaar volgens de in de voedselconsumptiepeilingen tweemaal afgenomen 24 uurs-recalls. Consistent komt hieruit het hogere alcoholgebruik door mannen, het lagere gebruik van niet-alcoholische dranken (vocht) en granen door ouderen, alsmede het hogere gebruik van fruit door ouderen naar voren. Voor de overige voedingsmiddelen is de voedselkeuze aardig vergelijkbaar.

Het RIVM geeft aan dat er aan de VCP weinig ouderen met functionele beper-kingen meededen. Laatstgenoemden hebben een lagere inname van energie, eiwit, groente, alcohol, calcium en magnesium en een verhoogd risico op ondervoeding. Gericht onderzoek naar de kwaliteit van de voeding van kwetsbare ouderen is nodig.

Ondanks de hoge mate van overeenstemming in het gebruik van voedingsmid-delen tussen volwassenen en ouderen bestaan er belangwekkende niveauverschil-len in de inneming van energie en nutriënten door ogenschijnlijk gezonde versus

Tabel 4.1 De mediane dagconsumptie van voedingsmiddelen (g/d) door Nederlandse vrouwen en mannen in de leeftijdscategorieën 31–50 jaar, 51–69 jaar en 70+, volgens de VCP's 2007–2010 en 2010–2012

	vrouwen			mannen		
	31–50 (N = 351)	51–69 (N = 353)	70+ (N = 366)	31–50 (N = 348)	51–69 (N = 351)	70+ (N = 373)
energie (kcal/d)	1956	1849	1743	2647	2390	2176
energie (MJ/d)	8,2	7,8	7,3	11,1	10,0	9,1
aardappelen	70	72	70	109	97	101
graan en graanproducten	175	153	139	229	198	177
dranken alcoholisch	0	60	0	98	180	96
dranken niet-alcoholisch	1843	1662	1368	1693	1431	1234
fruit, noten, olijven	82	134	164	72	102	141
gebak en koek	38	35	35	32	35	37
groenten	119	138	128	122	126	136
vis en schaaldieren	0	0	0	0	0	0
melk en melkproducten	296	298	306	334	378	345
suiker, snoep, zoet beleg	27	20	22	39	31	41
condimenten, hartige sauzen	20	16	14	30	22	20
vlees, vleeswaren	76	80	77	119	118	89

geïnstitutionaliseerde ouderen. In tab. 4.2 is duidelijk te zien dat bij een lage energie-inneming – zoals die van verpleeghuisbewoonsters: 6,5 MJ (kJ/4,184 naar kcal ≈ 1500 kcal) per dag – tekorten aan micronutriënten voorkomen bij ongeveer 50 % van de ouderen. Hierbij is de voedselinneming bepaald met een aangepaste 'dietary history'-methode en is de benedengrens van de aanbevolen hoeveelheden als afkappunt genomen. Bij een hogere energie-inneming – zoals die van ouderen die participeren in de Nijmeegse vierdaagse: 8,8 MJ per dag – kan er gemakkelijker worden voorzien in de behoefte aan vitaminen.

4.3 Veranderingsprocessen bij het ouder worden

4.3.1 Fysiologische veranderingen bij het ouder worden

Aanbevelingen voor de voeding van ouderen zouden idealiter gebaseerd moeten zijn op kennis omtrent fysiologische veranderingen die optreden bij het ouder

Tabel 4.2 De gemiddelde inneming van energie en enkele nutriënten (per dag uit voedingsmiddelen) voor vier categorieën ogenschijnlijk gezonde oudere vrouwen: deelnemers aan VCP 2010–2012[a], een steekproef van 70- tot 75-jarige Culemborgers[b], vierdaagseloopsters[b] en vrouwen woonachtig in een verpleeghuis[b.] Bron: Van der Wielen et al. (1996)

	VCP (N = 366)	Culemborg (N = 68)	vierdaagse (N = 32)	verpleeghuis (N = 40)
leeftijd (jaar)	78	77 ± 2	75 ± 4	82 ± 7
energie (MJ)	7,4	7,7	8,8	6,5
energiepercentage				
– eiwit	16	16	16	14
– vet	35	39	40	38
– koolhydraten	44	45	44	47
vitamine-inneming				
– B1 (mg)	1,0	0,9	1,2	0,8
– B2 (mg)	1,3	1,6	1,7	1,2
– B6 (mg)	1,7	1,3	1,6	1,0
– C (mg)	104	118	148	56
– D (g)	3,5			
percentage deelnemers met een lagere inneming dan de minimumbehoefte				
– B1	low	31	6	55
– B2	5	19	9	45
– B6	6	31	6	58
– C	3	12	0	48

[a] Toegepaste voedselconsumptiemethode: tweedaagse 24-uurs-recall.
[b] Toegepaste voedselconsumptiemethode: dietary history.

worden en op de invloed hiervan op de behoefte aan voedingsstoffen. Dit lijkt echter eenvoudiger dan het is. Het verouderen is een continu proces van veranderingen die zich in theorie voltrekken vanaf het allereerste begin (de conceptie) tot aan het levenseinde. In de praktijk worden deze veranderingen vooral tussen het veertigste en zestigste levensjaar duidelijk herkenbaar en gaan ze gepaard met een geleidelijk verminderd functioneren van sommige organen, zoals het maagdarmkanaal, hart en longen. Dit verminderde functioneren blijkt het gevolg te zijn van een afnemende actieve celmassa, met als gevolg een verminderde cel-activiteit. Dit is het opvallendst bij de meest gespecialiseerde cellen van belangrijke orgaansystemen, zoals het zenuwweefsel. Ondanks de verminderde actieve celmassa blijven de meeste fysiologische processen vrijwel adequaat verlopen gedurende het hele leven, zolang er geen pathologische veranderingen optreden.

Kenmerkend voor de fysiologie van het verouderen is het verlies van reservecapaciteit om de homeostase van het interne milieu te handhaven. Zodra onder invloed van 'stress' essentiële processen veranderen, kost het oudere mensen veel tijd om daarvan te herstellen, bijvoorbeeld een piek in de glucosetolerantietest, hartkloppingen door inspanning, of kortademigheid. Door de verminderde reservecapaciteit komt ziekte (comorbiditeit) en daardoor een afnemend functioneren veelvuldig voor bij ouderen (Raats et al. 2017).

4.3.2 Verandering in lichaamssamenstelling en de behoefte aan energie en nutriënten

De verandering in lichaamssamenstelling tijdens het verouderen wordt gekenmerkt door een toename van de vetmassa en een afname van de vetvrije massa waaronder de spiermassa. Vanaf de leeftijd van ongeveer 50 jaar neemt de vetvrije massa af, ook de spiermassa. Verminderde lichaamsbeweging bevordert deze verandering en leidt tot een lagere energiebehoefte. De energiebehoefte wordt bij ouderen grotendeels bepaald door de energie die nodig is voor de ruststofwisseling. Die is eveneens verlaagd, voornamelijk als gevolg van de verminderde vetvrije massa.

De Nederlandse Voedselconsumptiepeiling laat zien dat volwassen Nederlanders naarmate zij ouder worden minder gaan eten (tab. 4.1). Gemiddeld wordt er in de diverse leeftijdsgroepen geen vermindering van het lichaamsgewicht geconstateerd. Boven de 75 jaar echter wordt vaak wel een geleidelijke daling van het gemiddelde lichaamsgewicht waargenomen, die veelal gepaard gaat met gezondheidsklachten. Zoals te zien in tab. 4.2, is deze lage energie-inneming bij veel ouderen gerelateerd aan een relatief lage inneming van een aantal micronutriënten.

Bij ouderen is gewichtsverlies vaak een indicator van een slechte gezondheidstoestand. Voor ouderen van 70 jaar en ouder lijkt ondergewicht en het verlies aan vetvrije massa een groter gezondheidsprobleem te zijn dan overgewicht.

Overgewicht komt steeds meer voor in de westerse wereld. Het is nog onzeker welke gezondheidsrisico's samenhangen met overgewicht op hogere leeftijd. Teneinde een gezond gewicht te handhaven of te realiseren wordt derhalve het accent gelegd op meer bewegen en een goede verhouding tussen de totale energie-inneming en nutriënten en niet zozeer op energiebeperking.

Met het ouder worden neemt de vetmassa naar verhouding minder af dan de vetvrije massa. Er is een zekere herverdeling van vet, dat minder subcutaan (onder de huid) en meer in de buikstreek wordt opgeslagen. Deze vetopslag in de buikstreek lijkt bij ouderen echter minder schadelijk te zijn dan bij jongeren. De gebruikelijke antropometrische variabelen, zoals de BMI (body mass index), geven geen goed beeld van de veranderingen in de lichaamssamenstelling en de vetverdeling bij ouderen. Door het inzakken van de ruggenwervels (kyfose) wordt men op oudere leeftijd kleiner en is de berekening van de BMI niet langer betrouwbaar. Een lage BMI geeft echter waarschijnlijk wel een goede indicatie van een lage vetvrije massa, terwijl een grotere tailleomvang een beeld geeft van de toegenomen vetmassa in de buik. In de meest recente internationale definitie van ondervoeding (www.stuurgroepondervoeding.nl) maakt de BMI deel uit van

Tabel 4.3 Risicofactoren voor osteoporose

niet/moeilijk te beïnvloeden	wel te beïnvloeden
– leeftijd	– weinig calcium in de voeding
– geslacht	– weinig beweging
– erfelijke factoren	– onvoldoende blootstelling aan zonlicht
– chronische ziekten	(vitamine D), in combinatie met een niet-
– geneesmiddelen	toereikende vitamine D-voorziening
– onregelmatige menstruatie voor de overgang	– laag lichaamsgewicht
– overgang (menopauze) op jonge leeftijd	– hoog alcoholgebruik
	– veel roken

een combinatie van biomarkers. In combinatie met gewichtsverlies worden hierbij grenswaarden gehanteerd van 20 kg/m^2 (< 70 jaar) dan wel 22 kg/m^2 ($\geq$ 70 jaar).

De vermindering van de spiermassa en het frequent voorkomen van een verminderde nierfunctie zouden indicaties kunnen zijn voor een verlaagde eiwitbehoefte. Daartegenover staat echter dat de lagere eiwitsynthesecapaciteit en de hoge frequentie van chronische ziekten en infectieziekten de eiwitbehoefte van ouderen in vergelijking met jongere volwassen juist kunnen verhogen.

Bij het ouder worden neemt de botmassa af, waardoor de kans op fracturen toeneemt. Bij vrouwen is deze kans vooral verhoogd na de menopauze, bij mannen vanaf ongeveer 70 jaar. Om dit te voorkomen is het belangrijk tijdens de jeugd te streven naar een zo hoog mogelijke piekbotmassa. Het schijnbaar inactieve bot is voortdurend bezig met afbraak en opbouw. Tot ongeveer het dertigste jaar neemt de botmassa toe en bereikt een maximale dichtheid en massa, de zogeheten piekbotmassa. Daarna krijgt afbraak de overhand. Deze afbraak is in eerste instantie vrij laag. Bij de vrouw is de afbraak na de menopauze gedurende zeven tot twaalf jaar extra groot; dit komt met name door de verlaagde oestrogeenspiegel. Bij mannen blijft de afbraak door de jaren heen vrijwel gelijk. Als de botmassa en de structuur van het bot dusdanig verminderd zijn dat bij gering trauma fracturen ontstaan, spreekt men van osteoporose.

Hoeveel bot een oudere van 80 jaar nog heeft, hangt af van hoeveel er maximaal geweest is en van de duur en de ernst van de botafname. Osteoporose is een multifactoriële ziekte, de meest genoemde risicofactoren zijn weergegeven in tab. 4.3. Op oudere leeftijd probeert men het botverlies te beperken door voldoende lichaamsbeweging en een adequate inneming van onder andere calcium en vitamine D3 (zie ook par. 4.4.2).

4.3.3 Veranderingen in het maag-darmkanaal

Algemeen wordt aangenomen dat er bij het ouder worden een achteruitgang plaatsvindt van de functies van het maag-darmkanaal. Tab. 4.4 geeft een overzicht van deze veranderingen. Ondanks dat de functie afneemt, heeft het

Tabel 4.4 Enkele leeftijdsgebonden veranderingen van het spijsverteringskanaal. Bronnen: Morley (2003); Sinclair et al. (2012)

orgaan/functie	verandering	effect	eventuele oplossing
mond			
kauwen	↓	keuze vezelarm, zacht voedsel, met als gevolg obstipatie	
speekselproductie	?	droge mond, veelal door medicijngebruik	hogere vochtinneming
smaak- en reukwaarneming	↓	verminderde voedselconsumptie	smaakversterkers, verbetering ambiance, meerdere maaltijden per dag
maag			
maaglediging (minder goede werking van spieren)	↓	sneller verzadigd gevoel en een verminderd hongergevoel	
maagzuurproductie	↓	verminderde absorptie calcium, non-heemijzer, foliumzuur, vitamine B6 en B12	suppletie calcium en B-complex
pepsineproductie	?	?	
maagwandmucosa	↓	?	
dunne darm			
passagetijd	–	–	
peristaltiek	↓	?	
darmmucosa	?	?	
absorptie/enzymactiviteit:			
– water/elektrolyten	↓	verhoogde kans op tekort nutriënt	hogere vochtinneming
– vitamine D3			vitamine D3-suppletie in overeenstemming met het advies van de Gezondheidsraad
– andere vetoplosbare vitaminen	↑	–	
– overige nutriënten	– (?)	– (?)	
dikke darm/rectum			
mucosa	↓	diarree en/of obstipatie	vezelrijke voeding, voldoende vocht en beweging ter voorkoming van obstipatie
atrofie spieren	↓		
peristaltiek	↓		

↓ verminderd, ↑ verhoogd, – gelijk gebleven, ? onbekend.

verouderingsproces zelf weinig invloed op de spijsvertering; ziekte en daarmee gepaard gaand medicijngebruik kunnen de spijsvertering al dan niet blijvend beïnvloeden.

Atrofische gastritis (maagontsteking) komt dikwijls voor bij ouderen en heeft een verminderde basale en maximale maagzuursecretie tot gevolg. De hiermee gepaard gaande hypochloorhydrie beïnvloedt de beschikbaarheid en het metabolisme van een aantal voedingsstoffen, zoals calcium, ijzer, zink, foliumzuur en vitamine B12.

De passagetijd van de spijsbrij door de dunne darm verandert nauwelijks. Ook worden er bij gezonde ouderen geen of zeer weinig veranderingen gezien in de absorptie van vet, koolhydraten en eiwitten. Een uitzondering hierop vormt zeer waarschijnlijk de verlaagde absorptie van lactose door een lagere lactaseproductie. Hoewel de absorptie van calcium, zink en vitamine D verminderd zijn, blijkt de absorptie van sommige vetoplosbare vitaminen, zoals vitamine A en K, verhoogd te zijn (Sinclair et al. 2012).

4.3.4   Immuunstatus

Verouderen is geassocieerd met een achteruitgang van het immuunsysteem, het meest nadrukkelijk bij ondervoeding. Ondervoeding leidt vooral tot een verlaging van bepaalde lymfocyten, wat kan leiden tot een verhoogde kans op ontstekingen. Antioxidanten kunnen deze ontstekingen tegengaan of verminderen.

Antioxidanten in de voeding zijn vitamine E, bètacaroteen, vitamine C en selenium. Het preventieve effect van suppletie met deze antioxidanten voor een aantal ouderdomsziekten is tot dusverre niet overtuigend aangetoond.

4.3.5   Dementie en cognitief functioneren

Dementie komt bij ouderen veelvuldig voor. In West-Europa is een exponentiële toename te zien in de prevalentie van dementie naarmate men ouder wordt (World Alzheimer Disease Report 2015):

- 65–69 jaar: 2,6 %;
- 70–74 jaar: 4,3 %;
- 75–79 jaar: 7,3 %;
- 80–84 jaar: 12,4 %;
- 85–89 jaar: 20,5 %;
- 90–94 jaar: 39,8 %.

Diverse onderzoeken wijzen op een verband tussen cognitieve achteruitgang en tekorten aan vitamine B12 en foliumzuur. Het is nog onduidelijk of deze verbanden causaal zijn. Het vaststellen van een vitamine B12-deficiëntie wordt bemoeilijkt door methodologische beperkingen. Een laag serumgehalte aan vitamine B12 hoeft niet altijd een tekort aan vitamine B12 te betekenen en omgekeerd sluit een normaal serumgehalte een tekort niet uit. Mensen met een zogenoemde metabool significante vitamine B12-deficiëntie hebben een verlaagd vitamine B12-gehalte in combinatie met een verhoogd gehalte aan homocysteïne en specifiek methylmalonzuur (Wiersma en Woutersen-Koch 2014). In onder meer Nederlands onderzoek is bij 24 % van de ogenschijnlijk gezonde ouderen van 75–80 jaar een milde vitamine B12-deficiëntie gevonden (Allen 2009; Asselt et al. 1998).

Vermoed wordt dat met behulp van een gezonde voeding en met name een voldoende inneming van vitamine B12 en foliumzuur (in de vorm van supplementen) de cognitieve achteruitgang bij ouderen enigszins teruggedrongen kan worden. Dit is echter nog niet onomstotelijk bewezen en wordt tot op heden nog niet bevestigd door interventiestudies die uitgevoerd zijn onder ogenschijnlijk gezonde ouderen (Clarke et al. 2014). Zogeheten 'multidomain'-interventies zijn evenwel veelbelovend gebleken onder ouderen met een cardiovasculair risicoprofiel met aandacht voor een gezonde voeding (rijk aan onder meer omega-3-vetzuren), beweging, cognitieve training en monitoring van het cardiovasculaire risico (Martínez-Lapiscina et.al. 2013; Ngandu et al. 2015).

4.4   Knelpunten in de voeding en aanbevelingen

In hoeverre de behoefte aan energie en voedingsstoffen bij het ouder worden verandert en of het wenselijk en mogelijk is de aanbevelingen voor ouderen aan te passen, wordt met name door de Gezondheidsraad geëvalueerd. De hieruit voortkomende aanbevolen hoeveelheden zijn in de eerste plaats gericht op ogenschijnlijk gezonde ouderen. Voor de minder gezonde ouderen zijn individuele adviezen wenselijk.

Gesignaleerde knelpunten betreffen in het bijzonder de energie-/eiwit-inneming en de vitamine D-voorziening. Overige knelpunten worden in tab. 4.5 samengevat.

Het verlagen van de energie-inneming wordt – bij afwezigheid van ernstig overgewicht – niet wenselijk geacht met het oog op de hiermee gepaard gaande verlaging van de inneming van vitaminen en mineralen. Het verschijnsel van onvoldoende eetlust en onvrijwillig gewichtsverlies bij ouderen wordt 'ouderdomsanorexia' genoemd. Een gewichtsverlies van slechts 4 % per jaar blijkt klinisch al van belang te zijn als een onafhankelijke predictor van een verhoogde mortaliteit, dat wil zeggen los van allerlei ziekten. De determinanten van gewichtsverlies zijn van zowel fysiologische als psychosociale aard. Het meest prevalent zijn deze onder geïnstitutionaliseerde ouderen, maar ook bij een relatief gezonde ouderenpopulatie komen deze risicofactoren (zoals medicijngebruik, verminderd vermogen om alledaagse activiteiten uit te voeren, chronische ziekten en depressie) veelvuldig voor. Op basis van deze risicofactoren zijn screeningslijsten ontwikkeld, waaronder de mini-nutritional assessment en de short nutritional assessment questionnaire (SNAQ) (www.stuurgroepondervoeding.nl voor screeningsinstrumenten en richtlijnen).

Tabel 4.5 Gesignaleerde problemen in de voeding van Nederlandse ouderen. Bronnen: Raats et al. 2017; RIVM 2013

voedingsstof	voedingsnorm per dag	type en bron	knelpunten
energie	man: 9,5–10,1 MJ	AR, EFSA 2013	gemiddeld genomen bij 10 % een lage inneming; bij < 6,3 MJ/d kan er niet worden voorzien in de aanbevolen hoeveelheden micronutriënten
	vrouw: 7,5–8,1 MJ	AR, EFSA 2013	
vitamine D	20 mcg	AI, GR 2012	verhoogde behoefte bij ouderen en bij geringe blootstelling aan zonlicht suppletie wordt geadviseerd aan alle 70-plussers vanwege niet-toereikende voorziening via de voeding
vitamine A	man: 900 RE	AH, NC 2012	bij 12–14 % van de 70-plussers een inneming < AR NB toxiciteit bij gebruik van hooggedoseerde supplementen in verband met verhoogde opname
	vrouw: 700 RE	AH, NC 2012	
vitamine B6	man: 1,8 mg	AH, GR 2003	bij 6 % van de 70-plussers een inneming < AR het antihypertensivum hydralazine verhoogt als B6-antagonist de kans op tekorten
	vrouw: 1,5 mg	AH, GR 2003	
foliumzuur	300 mcg	AH, GR 2008	bij 12–14 % van de 70-plussers een inneming < AR medicijngebruik (bijv. anti-epileptica, sulfasalazine) kan tot tekorten leiden
vitamine B12	2,8 mcg	AH, GR 2003	inneming is toereikend; patiënten met malabsorptie of atrofische gastritis vormen een risicogroep diverse geneesmiddelen (bijv. antacida) dragen bij aan de ontwikkeling van deficiënties
vitamine C	75 mg	AH, NC 2012	11 % van de mannen heeft een inneming < AR; verhoogde behoefte bij het gebruik van salicylaten gebruik van voorbewerkte opgewarmde maaltijden reduceert mogelijk de voorziening
calcium	1200 mg	AI, GR 2000	gebruikers van lisdiuretica vormen een risicogroep
ijzer	9 mg	AH, NC 2012	er dient rekening te worden gehouden met bloedverlies bij het gebruik van salicylaten
water	1700 ml		aandacht voor vochtinneming via dranken gezien de mogelijk beperkte inneming via voedsel

AR gemiddelde behoefte; *AI* adequate inneming; *AH* aanbevolen hoeveelheid.
GR Gezondheidsraad; *NC* Nordic Council; *EFSA* European Food Safety Authority.

Veelal wordt een energie-inneming van 6,3 MJ per dag of 1500 kcal per dag aangehouden als kritische waarde waaronder niet meer voorzien kan worden in de benodigde micronutriënten. Uit een Europees onderzoek onder 74- tot 79-jarige ouderen bleek dit inderdaad zo te zijn voor 67 % van de mannen en 78 % van de vrouwen (Wielen et al. 1996). Dergelijke gegevens onderstrepen het belang van een zorgvuldige voedselkeuze: het gebruik van voedingsmiddelen die rijk zijn aan vitaminen en mineralen. Dit is vooral wenselijk wanneer bij een lage energie-inneming de energiebehoefte niet verhoogd kan worden door een verhoging van de lichamelijke activiteit.

Aanbevelingen De huidige Nederlandse aanbeveling voor energie bedraagt 9,5 MJ (2270 kcal) per dag voor mannen en 7,5 MJ (1800 kcal) per dag voor vrouwen ouder dan 70. Uit tab. 4.2 blijkt dat deze inneming vooral door bewoonsters van het verpleeghuis niet wordt gehaald. Over het algemeen is de energieaanbeveling voor hoogbejaarden hoog te noemen, gezien hun afnemende lichamelijke activiteit.

Suppletie met multivitamine- en/of mineralenpreparaten kan een tijdelijke oplossing zijn. Voor kleine eters is het van belang om frequent kleine maaltijden goed verspreid over de dag te gebruiken. Bij weinig eetlust zijn kleine porties aantrekkelijker en bovendien kunnen sterke dalingen in het bloedglucosegehalte voorkomen worden.

4.4.1   Eiwit

Aanbevelingen De aanbevolen hoeveelheid voor eiwit voor mannen ouder dan 70 jaar is 0,8 g/kg/d of 60 g/d en voor vrouwen ouder dan 70 jaar is dit 0,8 g/kg/d of 51 g/d (Gezondheidsraad 2001). Deze aanbeveling, die geldt voor 'gezonde ouderen', verschilt nauwelijks van de aanbeveling voor (jong)volwassenen.

De individuele behoefte kan daarvan afwijken als gevolg van ziekte, die de eiwitbehoefte kan verlagen (bijv. 0,6 g/kg lichaamsgewicht bij nierfunctiestoornissen) of verhogen (bijv 1,2–1,7 g/kg lichaamsgewicht bij chronische en inflammatoire ziekten). Meer eiwit dan aanbevolen (1,0–1,2 g/kg lichaamsgewicht oftewel 25–30 gram per maaltijd) is – naast fysieke activiteit –wellicht nodig ter voorkoming van sarcopenie.

4.4.2   Vitamine D en calcium

Botweefsel staat onder voortdurende invloed van botvormende en botafbrekende cellen. Dit wordt het 'remodelleringsproces' genoemd. Een aantal vitaminen en mineralen is van invloed op het botmetabolisme. De belangrijkste daarvan zijn vitamine D en calcium. Vitamine D, calcium en het parathyroïdhormoon (pth) staan in wisselwerking met elkaar. Een hoge calciuminneming bijvoorbeeld, verlaagt de pth-spiegel en zodoende ook het vitamine D-niveau in het bloed. In landen waar een lage calciuminneming voorkomt, is de vitamine D-behoefte hoger. Een tekort aan vitamine D veroorzaakt een lage calciumabsorptie, secundaire hyperparathyreoïdie, een hoge 'bot-turnover', botverlies en fracturen. Vitamine D-suppletie verlaagt de concentratie van serum-pth en vermindert de bot-turnover en het botverlies.

Theoretisch kan men in de behoefte aan dit vitamine voorzien door blootstelling van de huid aan zonlicht. In de huid wordt onder invloed van uv-licht met een golflengte van 290–320 nm vitamine D3 gevormd. Met het ouder worden neemt de synthese van vitamine D3 in de huid af, terwijl ook de omzetting in de nieren tot een actieve metaboliet terugloopt. Veel ouderen komen bovendien nauwelijks buiten. Exogeen vitamine D wordt dan belangrijk. Voldoende vitamine D3 vermindert het risico op vallen en fracturen. Ter voorkoming van onttrekking van calcium aan het skelet is tevens een adequate Ca-inneming (1200 mg/dag) vereist.

Aanbevelingen De inneming van vitamine D3 blijft bij het merendeel van de ouderen in Nederland achter bij de norm. Een beperkt aantal voedingsmiddelen zorgt voor de vitamine D3-voorziening: vette vis, lever, vlees, eieren, melkproducten en verrijkte bak- en smeervetten; samen zijn zij goed voor circa 20 mcg/d. Daarnaast wordt in de maanden maart tot november gemiddeld 6–7 mcg/dag vitamine D aangemaakt in de huid. Uitgaande van een te geringe blootstelling aan zonlicht beveelt de Gezondheidsraad (2012) alle 70-plussers extra vitamine D aan (20 mcg/d). Met gewone voeding, zonder het gebruik van met vitamine D verrijkte producten of supplementen, is deze aanbeveling niet haalbaar. Echter, slechts één op de vier à vijf 70-plussers volgt het advies om extra vitamine D3 in te nemen (RIVM 2013).

Bij het in Nederland gangbare gebruik van melk en melkproducten wordt de calciumaanbeveling veelal gehaald. Wanneer het calciumgehalte van de dagelijkse voeding laag is (< 500 mg/dag), kan extra inneming van calcium (> 1500 mg/dag) het botverlies op oudere leeftijd enigszins compenseren.

4.4.3 *Vitamine B12 en foliumzuur*

Een tekort aan vitamine B12 ontstaat met name in geval van een verminderde absorptie van eiwitgebonden vitamine B12 in voedsel. Dit kan worden veroorzaakt door een verminderde maagzuurproductie, door een verminderde werking van het maag-darmkanaal in het algemeen of door het vaker voorkomen van atrofische gastritis op oudere leeftijd. Nieuwe onderzoeken wijzen erop dat de huidige ADH van vitamine B12 (2,8 g/dag) te laag is voor oudere mensen met absorptieproblemen (Allen et al. 2017). Een vitamine B12-tekort kan bepaald worden aan de hand van de vitamine B12-concentratie in het bloed in combinatie met de stofwisselingsmetabolieten methylmalonzuur en homocysteïne; die hopen zich namelijk op bij een tekort aan vitamine B12 en/of foliumzuur.

Aanbevelingen Vitamine B12 komt met name voor in dierlijke producten, zoals zuivelproducten, eieren, vlees en vis. Mensen die regelmatig dierlijke producten innemen, krijgen doorgaans de ADH van vitamine B12 (2,8 g/d) wel binnen. In de aanbevolen hoeveelheid foliumzuur (300 mcg/d) kan vooral door het gebruik van groenten en – in minder mate – van granen, vlees en zuivelproducten worden voorzien.

Met behulp van parenterale injecties of orale supplementen kunnen vitamine B12-tekorten bij ouderen opgeheven worden. In het algemeen wordt de voorkeur gegeven aan orale supplementen (in de vorm van capsules of verrijkte voedingsproducten), aangezien injecties vaak duur en pijnlijk zijn. Het lijkt erop dat een dagelijkse dosis van 500 g gedurende twee tot vier maanden voldoende is om het tekort op te heffen (Eussen et al. 2005).

4.4.4 Gebruik van geneesmiddelen

Het merendeel van de ouderen gebruikt een of meer soorten geneesmiddelen. In het eerdergenoemde Europese onderzoek onder voornamelijk ogenschijnlijk gezonde ouderen kwam medicijngebruik voor bij 83 % van de 74- tot 79-jarigen (Wielen et al. 1996). Het vaakst worden antihypertensiva (33 %), analgetica (31 %), diuretica (24 %), slaaptabletten (18 %) en psychotropica (17 %) gebruikt (psychotropica zijn geneesmiddelen met een specifieke werking op de geest). Deze geneesmiddelen hebben niet alleen invloed op de voedselconsumptie als gevolg van uiteenlopende bijverschijnselen (verminderd reuk- en smaakvermogen, misselijkheid, braken, obstipatie), maar beïnvloeden ook de behoefte aan diverse nutriënten (tab. 4.4 en 4.5).

4.4.5 Geur- en smaakvermogen

Het geur- en smaakvermogen gaat bij ouderen achteruit om diverse redenen. Het effect van het smaakverlies op de voedselconsumptie is onduidelijk. Het lijkt erop dat de verminderde geurwaarneming een verminderde voedselinneming tot gevolg heeft. Ook kunnen ouderen het bederf van voedsel minder goed waarnemen. De speekselvorming in de mond is vaak verminderd en mettertijd gaan gebitselementen verloren. Wanneer hierdoor de keuze beperkt wordt tot zacht en vezelarm voedsel, en appels en ander hard fruit, rauwe groente en sommige soorten vlees vermeden worden, dreigt de voeding eenzijdig, vezelarm en arm aan vitamine C te worden.

Aanbevelingen Het is belangrijk om ouderen bewust te maken van de veranderingen in geur- en smaakvermogen, omdat dit kan leiden tot verminderde inneming, maar ook tot ziekten die veroorzaakt worden door het consumeren van bedorven voedsel. Zorgprofessionals, zoals de diëtist, wijkverpleegkundige of thuiszorgmedewerker die direct contact hebben met ouderen, kunnen ouderen hierop attenderen.

Verder kan verbetering van de ambiance tijdens de maaltijdvoorziening (zoals mooi gedekte tafels, bloemetje op tafel, serveren aan tafel, geen in- en uitlopend personeel of bezoek, allemaal tegelijkertijd beginnen met eten) bijdragen aan de voedselinneming en een positief effect hebben op het gewicht (Nijs et al. 2009).

4.4.6 Vochtvoorziening

Omdat spierweefsel relatief waterrijk is, loopt met het verlies van spiermassa ook het watergehalte van het lichaam met de leeftijd terug: van 60 % bij jongvolwassenen tot 50 % of minder bij ouderen. Door het afnemende watergehalte, een verminderde nierfunctie en een afgenomen dorstgevoel is de oudere mens kwetsbaarder voor dehydratie. Dit risico neemt toe bij beperkte vochtinneming en verhoogde vochtuitscheiding, zoals bij koorts, diarree, braken, het gebruik van diuretica en laxantia en het verblijven in warme, droge kamers.

Een aanzienlijke groep gezonde ouderen heeft een lagere vochtinneming dan de aanbeveling van 1700 ml per dag. Ouderen in de zorg blijken in de praktijk beduidend minder te drinken. Er is echter geen aanleiding om te veronderstellen dat ouderen (ook thuiswonende ouderen) op voorhand minder vocht nodig hebben. Op basis van de 1 ml/kcal-regel wordt een minimale dagelijkse vochtinneming van 1500 ml aanbevolen (Schols et al. 2009).

Aanbevelingen Op het kennisplein www.zorgvoorbeter.nl worden concrete adviezen gegeven:

1. Het is belangrijk dat de cliënt voldoende drinkt bij de maaltijden. Maar ook tussen de maaltijden moet regelmatig wat gedronken worden. Dit kan door extra drinken te stimuleren bij (zelf)verzorgende handelingen, zoals tandenpoetsen, het innemen van medicijnen etc. Ook is het beter om vaker kleine hoeveelheden te drinken dan een paar maal een grote hoeveelheid. Let er goed op dat er voldoende water en andere dranken beschikbaar zijn en dat de cliënt daar gemakkelijk toegang toe heeft.
2. Als een cliënt een vochtbeperking heeft vanwege hartfalen of nierproblemen, dan is het belangrijk ook een minimum aan vocht vast te leggen om uitdroging te voorkomen. Ergens tussen de 1,5 en 2 liter per dag. Dit minimum moet verhoogd worden als de buitentemperatuur stijgt (tijdens hitteperioden), als het binnen erg warm is (vaak is de temperatuur in instellingen hoog!) of als de cliënt koorts heeft (500 ml vocht extra geven per graad koorts boven de 38 °C).

3. Leg de cliënt uit waarom er voldoende gedronken moet worden en wijs de cliënt op het gebruik van minerale dranken (incl. bouillon), verse fruitsappen, tomatensap, melk of sportdranken. Te veel alcoholhoudende dranken of supplementen met veel eiwit moeten vermeden worden, zeker bij dehydratie. Deze onttrekken juist vocht aan het lichaam. Het is daarnaast belangrijk dat de cliënt goed, gezond en regelmatig blijft eten. Groenten en fruit zijn aan te bevelen omdat ze veel water bevatten en een bron zijn van vitamines en zouten.

4.5 Risicogroepen: wie zijn kwetsbaar?

In onze samenleving loopt een aantal ouderen een verhoogd risico op een niet-adequate voedingsstoffenvoorziening. Indicatoren hiervoor zijn:

- een lage energie-inneming;
- gewichtsverlies (bijv. 5 % of meer per maand of meer dan 10 % in een halfjaar);
- een lage sociaal-economische status;
- sociale isolatie, eenzaamheid;
- hoogbejaardheid;
- mobiliteitsproblemen;
- lichamelijke of verstandelijke beperkingen;
- verminderde subjectieve gezondheid, ziekte en geneesmiddelengebruik;
- plotselinge verandering in de leefsituatie.

Kwantitatieve informatie over de effecten van deze risico-indicatoren is nauwelijks aanwezig. Gecombineerd komen zij veelvuldig voor onder de minder gezonde en geïnstitutionaliseerde ouderen. Progressieve ondervoeding dreigt wanneer fysiologische of psychologische stress deze ouderen in een neerwaartse spiraal doet belanden, bijvoorbeeld: ziekte → gewichtsverlies → verhoogde kwetsbaarheid → ziekte, enzovoort. Om deze ontwikkeling vroegtijdig te onderkennen zijn er zowel in Europa als in de Verenigde Staten screeningsinstrumenten ontwikkeld (www.stuurgroepondervoeding.nl).

Samenwerkingsafspraken voor de vroege herkenning en optimale multidisciplinaire behandeling van ondervoeding zijn te vinden in De Landelijke Eerstelijns Samenwerkings Afspraak (LESA) ondervoeding (2010), ontwikkeld door het NHG (huisartsen), de V&VN (verpleegkundigen) en de NVD (diëtisten). In de LESA Ondervoeding is een aantal risicogroepen aangewezen om te screenen op ondervoeding (Mensink et al. 2010):

- kwetsbare ouderen thuis, in een verzorgingshuis of woonzorgcentrum;
- ouderen die meerdere ziekten hebben of chronisch ziek zijn (COPD, CVA, decubitus, dementie, depressie, hartfalen, inflammatoire darmziekten, maligniteiten, reumatoïde artritis) of veel medicatie gebruiken;
- patiënten met lichamelijke beperkingen;
- patiënten met niet-passende gebitsprothese, kauw- of slikproblemen;

– patiënten die recent zijn opgenomen in het ziekenhuis;
– patiënten met psychosociale problemen en verwaarlozing;
– patiënten met alcohol- of drugsmisbruik.

Voorts zijn in de LESA afspraken gemaakt over de multidisciplinaire taakverdeling in de signalering, diagnostiek, behandeling en evaluatie van de ondervoede thuiswonende ouderen.

4.6 Praktische voedingsadviezen voor ouderen

Kort samengevat zijn de belangrijkste voedingsadviezen voor ouderen de volgende:

– Ga bij de voedselkeuze uit van de Schijf van Vijf. De Schijf van Vijf van het Voedingscentrum helpt bij een gezond voedingspatroon. Het laat een optimale combinatie zien van voedingsmiddelen die een gunstig effect hebben op de gezondheid en die gezamenlijk zorgen voor voldoende voedingsstoffen.
– Zorg voor een voldoende vitamine D-voorziening.

Het Voedingscentrum voegt hier onderstaande adviezen aan toe (www.voedingscentrum.nl/factsheets):

– Beperk het gebruik van producten met een hoge energiedichtheid, zoals frisdrank, alcohol en snacks. De energiebehoefte neemt af met een hogere leeftijd en daarom is het belangrijk om voeding met een goede voedingsstoffendichtheid te gebruiken.
– Eet dagelijks veel groenten, fruit en volkorenproducten voor een goede stoelgang en het voorkomen van hart- en vaatziekten.
– Eet één keer per week vis, bij voorkeur vette vis. Dit helpt hart- en vaatziekten voorkomen en helpt mogelijk ook om oogaandoeningen en cognitieve achteruitgang te voorkomen.
– Zorg voor voldoende lichaamsbeweging.
– Beperk de hoeveelheid zout in de voeding om hoge bloeddruk te voorkomen en omdat de nierfunctie bij te veel zout afneemt. Hierbij is het ook belangrijk om voldoende te drinken.

Specifieke aandachtspunten voor de (thuis)zorgprofessionals:

– Heeft de oudere een voldoende groot sociaal netwerk?
– Zijn er voldoende voorraden in huis van onder andere melk en melkproducten, groenten en fruit? Is er geen bedorven voedsel aanwezig in de koelkast?
– Is het lichaamsgewicht stabiel? Aandacht voor ondervoeding dan wel het risico op ondervoeding (zie voor te doorlopen stappen de LESA ondervoeding of www.stuurgroepondervoeding.nl)

- Sommige ouderen wensen alleen te eten en gebruiken adequate maaltijden. Voor ouderen die zich eenzaam en/of geïsoleerd voelen, kan gezamenlijk een maaltijd gebruiken een stimulans zijn om beter te eten.
- Als ouderen een voorgeschreven dieet hebben, is het goed om na te gaan of dat dieet nog steeds nodig is en of een bijstelling wenselijk is. Dring echter niet aan op een plotselinge verandering: bij sommige ouderen kan dat fysiek en/of emotioneel tot verwarring leiden.
- Bij de zorg voor de voeding van ouderen dient men zich altijd te realiseren dat maaltijden voor veel ouderen belangrijke momenten op de dag zijn; laat dat zo veel mogelijk prettige momenten zijn.

Referenties

Allen, L. H. (2009). How common is vitamin B-12 deficiency? *The American Journal of Clinical Nutrition, 89*(2), 693S–696S.

Allen, L. H., Miller, J. W., Groot, C. P. G. M. de, Rosenberg, I. H., Smith, D., Refsum, H. et al. Biomarkers of nutrition for development (BOND): Vitamin B12 review. Zorgprofessionals zoals de diëtist, wijkverpleegkundige of thuiszorgmedewerker die direct contact hebben met ouderen kunnen ouderen hierop attenderen. In press.

Asselt, D. Z. van, Groot, L. C. de, Staveren, W. A. van, Blom, H. J., Wevers, R. A., Biemond, I., et al. (1998). Role of cobalamin intake and atrophic gastritis in mild cobalamin deficiency in older Dutch subjects. *American Journal of Clinical Nutrition, 68,* 328–334.

Clarke, R., Bennett, D., Parish, S., Lewington, S., Skeaff, M., Eussen, S. J., et al. (2014). Grodstein F; B-Vitamin Treatment Trialists' Collaboration. Effects of homocysteine lowering with B vitamins on cognitive aging: Meta-analysis of 11 trials with cognitive data on 22,000 individuals. *The American Journal of Clinical Nutrition, 100*(2), 657–666.

EFSA (2013). Scientific opinion on dietary reference values for energy. *EFSA Journal,11*(1), 1–112.

Eussen, S. J. P. M., Groot, C. P. G. M. de, Clarke, R., Schneede, J., Ueland, P. M., Hoefnagels, W. H. L., et al. (2005). Oral vitamin B12 supplementation in elderly people with vitamin B12 deficiency: A dose-finding trial. *Archives of Internal Medicine, 165*(10), 1167–1172.

Gezondheidsraad (2012). *Evaluatie van de voedingsnormen voor vitamine D.*, publicatienr. 2012/15. Den Haag: Gezondheidsraad.

Gezondheidsraad (2000). *Voedingsnormen: calcium, vitamine D, thiamine, riboflavine, niacine, pantotheenzuur en biotine.* Den Haag: Gezondheidsraad: publicatie nr. 2000/12.

Gezondheidsraad (2001). *Voedingsnormen: energie, eiwitten, vetten en verteerbare koolhydraten,* publicatienr. 2001/19R (gecorrigeerde editie: juni 2002). Den Haag: Gezondheidsraad.

Gezondheidsraad (2003). *Voedingsnormen: vitamine B6, foliumzuur en vitamine B12,* publicatienr. 2003/04. Den Haag: Gezondheidsraad.

Martínez-Lapiscina, E. H., Clavero, P., Toledo, E., et al. (2013). Mediterranean diet improves cognition: The PREDIMED-NAVARRA randomised trial. *Journal of Neurology, Neurosurgery, and Psychiatry, 84*(12), 1318–1325. doi: 10.1136/jnnp-2012-304792.

Mensink, P. A. J. S., Bont, M. A. T. de, Remijnse-Meester, T. A., Kattemölle-van den Berg, S., Liefaard, A. H. B., Meijers, J. M. M., et al. (2010). Landelijke Eerstelijns Samenwerkings Afspraak (LESA) Ondervoeding. *Huisarts Wet, 53*(7), S7–S10.

Morley, J. E. (2015). Ageing successfully: The key to aging in place. *Journal of the American Medical Directors Association, 16,* 1005–10007.

Morley, J. E. (2003). Anorexia and weight loss in older persons. *Journal of Gerontology: Medical Sciences, 58A*(2), 131–137.

Ngandu, T., Lehtisalo, J., Solomon, A., et al. (2015). A 2 year multidomain intervention of diet, exercise, cognitive training, and vascular risk monitoring versus control to prevent cognitive decline in at-risk elderly people (FINGER): A randomised controlled trial. *Lancet, 385*(9984), 2255–2263. doi: 10.1016/S0140-6736(15)60461-5.

Nijs, K., Graaf, C. de, Staveren, W. A. van, & Groot, L. C. de (2009). Malnutrition and mealtime ambiance in nursing homes. *Journal of the American Medical Directors Association, 10*(4), 226–229.

Nordic Council (2013). *Nordic Nutrition Recommendations 2012.* Copenhagen: Nordic Council.

Raats, M., Groot, L. de, & Asselt, D. van. (2017). *Food for the aging population* (2nd ed.). Oxford: Woodhead Publishing.

RIVM (2011). *Nederlandse Voedselconsumptiepeiling 2007-2010.* Bilthoven: RIVM.

RIVM (2013). *Nederlandse Voedselconsumptiepeiling 2010-2012.* Bilthoven: RIVM.

Schols, J. M., Groot, C. P. de, Cammen, T. J. van der, & Olde Rikkert, M. G. (2009). Preventing and treating dehydration in the elderly during periods of illness and warm weather. *The Journal of Nutrition Health and Aging, 13*(2), 150–157.

Sinclair, A. J., Morley, J. E., & Vellas, B. (2012). *Principles and Practice of Geriatric Medicine*, John Wiley & Sons.

Wielen, R. P. van der, Wild, G. M. de, Groot, L. C. de, Hoefnagels, W. H., & Staveren, W. A. van (1996). Dietary intakes of energy and water-soluble vitamins in different categories of aging. *The Journals of Gerontology: Biological Sciences, 51,* 100–107.

Wiersma, T., & Woutersen-Koch, H. (2014). NHG-Standpunt Diagnostiek van vitamine-B12-deficiëntie. *Huisarts en Wetenschap, 57*(9), 472–475.

World Alzheimer Disease Report (2015). *The global impact of dementia.* London: Alzheimer's Disease International (ADI).

Websites

Centraal Bureau voor de Statistiek: www.cbs.nl.
www.stuurgroepondervoeding.nl.
www.voedingscentrum.nl/factsheets.
www.zorgvoorbeter.nl/ouderenzorg/Eten-en-drinken-Praktijk-Signaleren-Diagnose-dehydratie.html.

Hoofdstuk 5
Nederlandse Vragenlijst voor Eetgedrag en de diëtist

December 2017

T. van Strien

Samenvatting Slechts bij 10 tot maximaal 20 % van de deelnemers leidt een vermageringsprogramma tot blijvend gewichtsverlies. De rest heeft het verloren gewicht er weer snel aan, soms zelfs met rente: het beruchte jojoën. In dit hoofdstuk komen mogelijke verklaringen voor deze gewichtstoename aan de orde en op welke wijze potentieel succesvolle of niet-succesvolle 'lijners' eenvoudig en valide kunnen worden opgespoord met behulp van de Nederlandse Vragenlijst voor Eetgedrag (NVE). Hiertoe worden de achtergrond en toepassing van de NVE besproken, evenals de rol die de diëtist hierbij kan spelen.

5.1 Inleiding

Meestal ontstaat overgewicht doordat mensen meer eten dan ze nodig hebben. De behandeling lijkt daarom simpel: minder eten, meer lichaamsbeweging en liefst allebei. In de praktijk leidt deze benadering bij slechts 10–20 % van de mensen tot blijvend gewichtsverlies. De rest heeft het verloren gewicht er weer snel aan, vaak met rente: het beruchte jojoën. Dit bleek uit een meta-analyse: een analyse waarin de resultaten van een groot aantal vergelijkbare studies naar effecten van vermageringsdiëten op de lange termijn werden samengevat (Mann et al. 2007). Alleen studies waarbij de deelnemers minimaal vier jaar waren gevolgd, met een lage uitval, en waar het uiteindelijke gewicht werkelijk was gemeten, mochten aan deze meta-analyse meedoen. Bijna de helft van de deelnemers bleek na vier jaar zwaarder dan voor het dieet. De conclusie van deze meta-analyse luidde dan ook: 'Diets are

T. van Strien (✉)
Behavioural Science Institute, Radboud Universiteit Nijmegen, Nijmegen, Nederland;
Faculteit der Bètawetenschappen, Vrije Universiteit Amsterdam, Amsterdam, Nederland

© Bohn Stafleu van Loghum, onderdeel van Springer Media B.V. 2017
M. Former et al. (Red.), *Informatorium voor Voeding en Diëtetiek*,
https://doi.org/10.1007/978-90-368-1987-9_5

not the answer.' Maar ook vermageringsprogramma's die op gedragstherapeutische principes zijn gebaseerd of met een cognitieve component geven weinig redenen voor optimisme ten aanzien van succes op de langere termijn (Strien 2013).

Een mogelijke verklaring voor gewichtstoename op de langere termijn is dat het vermageringsprogramma slechts het symptoom (het dikke lichaam), maar niet de eigenlijke oorzaak van het overgewicht bestreed (de reden waarom iemand in eerste instantie dik werd). Voorwaarde voor succes op de lange termijn is een duidelijk inzicht in de medische en de psychologische achtergrond van de eet-problemen die bij de betrokken persoon tot het overgewicht hebben geleid (Strien 2015a).

5.2   Oorzaken overgewicht

Dat overgewicht in de afgelopen decennia een bijna epidemische omvang heeft aangenomen, kan niet liggen aan lichamelijke factoren alléén. Sommige mensen zijn genetisch gedisponeerd tot een hoger lichaamsgewicht en ook bij sommige ziekten kan de hoeveelheid vetweefsel aanzienlijk toenemen. Maar dit zijn betrek-kelijk constante factoren. De eigenlijke oorzaak moet worden gezocht in een toe-nemende bewegingsarmoede en vooral in veranderingen van onze eetgewoonten, die al dan niet in interactie met genetische factoren zorgen voor de gewichtstoe-name. Gedeeltelijk gaat het hierbij om een algemeen patroon van overconsumptie, maar er zijn ook belangrijke persoonlijke verschillen. Sommige mensen eten con-tinu te veel, anderen beheersen zich een tijdlang, maar slaan dan weer door. Dit laatste kan het gevolg zijn van een te grote verleiding van de vele voedselprikkels waaraan wij worden blootgesteld, maar ook van dieper liggende psychologische factoren.

Meer informatie over overgewicht staat in het hoofdstuk *Adipositas bij volwassenen*.

5.2.1   Drie eet-typen

Voorwaarde om overgewicht met succes op de lange termijn te bestrijden is inzicht in de van persoon tot persoon verschillende oorzaken van overeten. Zo zijn er mensen die gemakkelijk bezwijken voor de geur uit de keuken of lekkere hapjes bij de borrel ('externe eters'). Anderen gaan juist meer eten bij stress en negatieve emoties ('emotionele eters'). Weer anderen gaan zich vooral te buiten in een lijn-periode op momenten dat de honger het wint van de wil tot vermageren of wan-neer gewichtsvermindering door een of andere gebeurtenis opeens onbelangrijk wordt ('lijners').

Elk van deze eet-typen heeft een eigen ontstaansgeschiedenis. Die zijn verwoord in drie psychologische theorieën over het ontstaan en handhaven van overgewicht:

– de psychosomatische theorie (emotioneel eetgedrag);
– de externaliteitstheorie (extern eetgedrag);
– de 'restraint'-theorie (lijngericht eetgedrag).

Elk eet-type vraagt om een eigen behandelingswijze. Met behulp van de Nederlandse Vragenlijst voor Eetgedrag (NVE) kan worden bepaald in welke mate elk van de eet-typen bij iemand voorkomt, zodat een optimale aansluiting van de behandelingsvorm aan het eetprobleem mogelijk wordt, met een beter perspectief op blijvend succes.

5.3 De drie eet-typen: theorie en onderzoek

5.3.1 Emotioneel eetgedrag

De psychosomatische theorie benadrukt de rol van emoties bij het ontstaan van overgewicht. De typische reactie op negatieve emoties of stress is verlies van eetlust. Stress roept namelijk dezelfde verzadigingsverschijnselen op als het innemen van voedsel: het samentrekken van de maag houdt op en het bloedsuikergehalte gaat omhoog. Emoties en stress leiden daarom meestal tot gewichtsverlies (Gold en Chrousos 2002).

Er zijn echter mensen die bij emoties juist meer gaan eten dan anders: emotionele eters of stress-eters. Zo aten mensen met een hoge score op de schaal voor emotioneel eten van de NVE in een Londense studie in de stressconditie (het laten voorbereiden van een toespraak die later zou worden gefilmd) van een buffetlunch significant meer energiedicht voedsel dan de hoogemotionele eters in de controleconditie (Oliver et al. 2000). De laagemotionele eters aten in de stressconditie juist minder van het energiedichte voedsel dan de laagemotionele eters in de controleconditie. Bovendien, zo meldden de onderzoekers, bevatte het voedsel van de hoogemotionele eters in de stressconditie bijna twee keer zo veel calorieën in de vorm van zoet en vet voedsel als het voedsel van de laagemotionele eters in dezelfde conditie (zie verder: Strien 2017, blz. 73, 74). Ook in een Nijmeegs experiment aten de hoogemotionele eters na de stressor meer dan de laagemotionele eters (Strien 2017).

Voorwaarde om een dergelijk verschijnsel in het psychologische laboratorium te kunnen oproepen is het gebruik van een sterke stressor met niet alleen een effect op het stresshormoon cortisol (dat moet gaan pieken), maar ook op zelfgerapporteerde honger (die moet sterk dalen). Ook dienen de deelnemers aan het experiment uit personen met extreem lage of extreem hoge scores op zelfgerapporteerd emotioneel eten te bestaan. Studies die slechts een droevige film of herinnering als stressor gebruiken of waar de deelnemers de meeste vragen over eten bij negatieve emoties met 'soms' hadden beantwoord, laten dergelijke effecten namelijk meestal niet zien.

Volgens de psychosomatische theorie van Hilde Bruch komt emotioneel eten voor bij mensen die lichamelijke onlustgevoelens bij negatieve emoties met gevoelens van honger verwarren (Bruch 1964). Bruch schrijft dit toe aan een verminderd interoceptief bewustzijn (slecht zicht op wat er in het lichaam gebeurt) en een hoge mate van alexithymie (gevoelsblindheid). De mate van alexithymie bleek inderdaad te kunnen voorspellen wie na stress minder at en wie dan juist evenveel at of zelfs iets meer (Strien 2017).

Bruch schrijft het verwarren van symptomen bij emoties met die bij honger toe aan vroege problematische interacties tussen ouder en kind. Als ouders op systematische wijze de behoeften van het kind negeren, hetzij door verwaarlozing, hetzij door overprotectie, leert het kind niet om af te gaan op de eigen impulsen en gevoelens. Ook een manipulatieve opvoedingsstijl door de vader of de moeder kan, in samenhang met een genetische kwetsbaarheid (een Gen x Omgevingsinteractie), voor een toename in emotioneel eten zorgen, zo bleek uit een langjarig Nijmeegs familieonderzoek bij adolescenten (Strien 2013, 2017). De manipulatieve opvoedingsstijl werd gemeten met vragen als:

– mijn moeder/vader gedraagt zich koel en onvriendelijk als ik iets doe wat zij/hij niet graag heeft;
– als ik een slecht resultaat haal op school, zorgt mijn moeder/vader ervoor dat ik me schuldig voel.

Bij genetische kwetsbaarheid ging het om een genetische variant die samenhangt met een tekort in dopamine (een neurotransmitter die samenhangt met gevoelens van genot).

De New Yorkse hersenonderzoeker Norah Volkow vond zelfs een rechtstreeks verband tussen emotioneel eten en hersendopamine in het dorsale striatum, een hersendeel dat verantwoordelijk is voor beslissings- en beloningsprocessen (Strien 2013). De scan van de hoogemotionele eters wees op een tekort in hersendopamine, bij de laagemotionele eters wees die op een normaal niveau van hersendopamine. Emotionele eters eten kennelijk als compensatie van dit dopaminetekort om tot een hoger welbevinden te komen. Inneming van voedsel gaat namelijk gepaard met een verbetering van de dopaminehuishouding.

Een geheel andere verklaring voor het ontstaan van emotioneel eten is dat ingrijpende gebeurtenissen in de vroege kinderjaren – voorbeelden zijn verlaten worden door de ouders, verwaarlozing en seksueel en emotioneel misbruik – hebben gezorgd voor permanente veranderingen in het brein, resulterend in een omgekeerde stressreactie. Dit uit zich in een onder-reagerende in plaats van een normaal reagerende stress-as ofwel HPA-as (Hypothalamic-Pituitary-Adrenal axis; in het Nederlands: hypothalamus-hypofyse-bijnier-as) en een daarmee gepaard gaande lage in plaats van de normaliter hoge cortisolproductie na stress (Strien 2013). Een lage cortisol-stressrespons is ook een kenmerk van atypische vormen van depressie (bijvoorbeeld winterdepressie), die gekenmerkt worden door een toename van de eetlust in plaats van, zoals bij melancholische depressie gebruikelijk, een afname van de eetlust (Gold en Chrousos 2002). De toename in eetlust bij atypische depressie verklaart mogelijk de toename in lichaamsgewicht van sommige patiënten met depressie. Emotioneel eten kan dan worden opgevat als teken van atypische depressie (Strien 2017, blz. 51), en als het verbindende element tussen enerzijds depressie en anderzijds gewichtstoename of overgewicht.

In het langjarig Nijmeegse familieonderzoek vonden we voor bovenstaande gedachtegang bij de moeders ondersteuning (Strien 2017). Bij de depressieve moeders verliep de gewichtstoename na vijf jaar namelijk via het emotionele eten: depressie hing samen met een hogere mate van emotioneel eten en een hogere mate van emotioneel eten hing samen met een toename in overgewicht onafhankelijk van depressie. Bij de vaders werd een dergelijke causale keten niet gevonden, wat verklaard kan worden door het feit dat zowel emotioneel eten als atypische depressie meer bij vrouwen dan bij mannen voorkomt (Strien 2017).

Emotioneel eten hangt daarnaast sterk samen met 'binge eating disorder' (BED), een officiële eetstoornis in de DSM-5, het psychiatrische handboek voor stoornissen uit 2013 (APA 2013). BED wordt gekenmerkt door minimaal één eetbui met controleverlies per week. Gerenommeerde onderzoekers als Caroline Davis (Canada) en Pamela Keel (VS) gebruiken de schaal voor emotioneel eten van de NVE als continue maat voor BED.

Emotioneel eten bleek succes of falen van een vermageringsprogramma te voorspellen (Blair et al. 1990). Ook was een hogere mate van emotioneel eten na een behandeling een risicofactor voor gewichtstoename na succesvol gewichtsverlies.

In de therapie die aansluit op de psychosomatische theorie, zoals de dialectische gedragstherapie, ligt de nadruk niet op het overgewicht, maar op de psychische problemen die aan het emotionele eten ten grondslag liggen: het herkennen en benoemen van de negatieve emoties en het leren omgaan met negatieve emoties (Strien 2015a, 2017).

5.3.2 Extern eetgedrag

De externaliteitstheorie schrijft overeten toe aan een algemene ontvankelijkheid voor externe prikkels. De gevoeligheid voor externe voedselprikkels, zoals de prikkelende geur en visuele aantrekkelijkheid van beschikbaar voedsel, is hiervan slechts een onderdeel: 'externaliteit' wordt beschouwd als een persoonlijkheidskenmerk. Volgens de externaliteitstheorie hebben extern gerichte personen een grotere kans dik te worden omdat zij zich eerder dan anderen door sterke voedselprikkels uit de omgeving laten leiden, zonder acht te slaan op hun werkelijke lichamelijke behoeften (Rodin 1981).

Inderdaad aten mensen met een hoge score op de schaal voor extern eten van de NVE in een Nijmeegse studie meer chips na het zien van voedselreclames dan na het zien van neutrale reclames (Strien 2015a). Ook aten de hoogexterne eters na de voedselreclames beduidend meer chips dan de laagexterne eters in dezelfde conditie. In deze studie lieten de onderzoekers de studenten in een nagebouwde huiskamer kijken naar een film die werd onderbroken door blokken voedselreclames dan wel neutrale reclames, terwijl ze konden eten uit bakjes chips en M&M's die op tafel stonden. Omdat er in het eerste reclameblok meer reclames voor zoute dan voor zoete producten zaten, kon bovendien worden nagegaan of er vooral een effect zou zijn voor inname van chips. Dat bleek inderdaad het geval. Bovengenoemde effecten werden alleen voor inname van chips en niet voor inname van de M&M's gevonden (zie verder: Strien 2015a, blz. 54, 55).

Extern eten en emotioneel eten gaan vaak hand in hand. Zo vindt er met name tijdens een eetbui een bewustzijnsvernauwing plaats waarbij de persoon helemaal opgaat in de nabije omgevingswereld en heftige emoties worden afgezwakt. Extern eten (het toegeven aan voedselstimuli) gaat dan vaak samen met emotioneel eten met als uitkomst een afzwakking van de negatieve emotie. Zichtbaarheid van voedsel bleek een belangrijke voorwaarde voor het tot stand komen van emotioneel eten, zo bleek uit een experiment door Slochower (Strien 2013).

Maar ook al gaan emotioneel eten en extern eten vaak hand in hand, toch blijkt het duidelijk om verschillende constructen, met verschillende onderliggende mechanismen, te gaan. Zo vielen de antwoorden op de vragen over extern eten in een componentenanalyse onder een andere component dan die over eten bij negatieve emoties (Strien 2015a). Met een componentenanalyse kan de structuur van een groep vragen worden onderzocht door te bekijken welke groepen vragen tezamen onder eenzelfde component vallen. Dit bleek ook het geval als complexe confirmatieve factoranalyses werden toegepast (Strien 2015a). Zo'n complexe confirmatieve factoranalyse toetst of een veronderstelde indeling van vragen in één of meer subschalen door de data wordt ondersteund. In de psychometrie wordt een dergelijk resultaat gezien als bewijs dat een vragenlijst over een hoge dimensionele validiteit beschikt: vragen over eten bij negatieve emoties behoren tot een andere dimensie dan die over extern eten. Ook bleek het patroon van correlaties met nevengegevens sterk te verschillen – een bewijs van wat in de testtheorie 'begripsvaliditeit' of 'constructvaliditeit' wordt genoemd. Hierbij viel op dat emotioneel eten vooral samenhing met andere maten van pathologie, zoals angst, depressie, en alexithymia (gevoelsblindheid), terwijl extern eten eerder met maten voor impulsiviteit samenhing (Strien 2015a).

Een verklaring dat het bij extern eten en emotioneel eten om verschillende 'begrippen' (in de testtheorie: 'constructen') gaat, is dat extern eten, in tegenstelling tot emotioneel eten, evolutionair gezien een normale reactie is. Voor het voortbestaan van de soort is het belangrijk dat het voedsel in de voedselrijke jaren in de vorm van lichaamsvet als reserve voor de 'magere jaren' wordt opgeslagen (Strien 2013). In dit opzicht lijkt extern eten op eten bij positieve emoties, wat eveneens evolutionair gezien 'normaal gedrag' is. Eet, drink en wees vrolijk, lezen we al in de bijbel (Strien 2017).

Een ander belangrijk punt is dat extern eten, evenals eten bij positieve emoties, in alle gewichtsklassen voorkomt en niet typisch 'obees' eetgedrag is (Strien 2017). Obees eetgedrag is eetgedrag dat kenmerkend is voor mensen met obesitas of overgewicht. Maar als iemand ten gevolge van een sterke neiging tot extern eten overgewicht ontwikkelt, dan is het uiteraard wenselijk de overgevoeligheid voor voedselprikkels in een gedragstherapie te behandelen (zie verder: Strien 2015a, 2017).

5.3.3 Lijngericht eetgedrag

Volgens de 'restraint'-theorie is het lijnen zelf de belangrijkste oorzaak van overeten en overgewicht. Het uitgangspunt is dat ieder persoon een natuurlijk gewicht heeft (het setpoint), dat door een soort homeostatisch regelmechanisme in stand wordt gehouden (Major et al. 2007). Op pogingen tot verlaging van dit natuurlijke gewicht door lijnen reageert het lichaam met fysiologische defensiemechanismen, zoals verhoogde gevoelens van honger en een verlaging van het basaalmetabolisme. Door de tragere ruststofwisseling wordt de door de diëtist voorgeschreven reductie in energie-inname weer ongedaan gemaakt. Ook al wordt het dieet nog zo trouw gevolgd, een verdere verlaging van het lichaamsgewicht blijkt dan onhaalbaar (Strien 2017).[1]

Psychisch ontstaat er bij het lijnen een conflict tussen eetlust en voedselonthouding, tussen trek in eten en de wil om af te vallen. Wordt de cognitieve controle op het eetgedrag om een bepaalde reden doorbroken, dan geven lijners vaak aan hun eetlust toe en komt het voor dat ze enorme hoeveelheden voedsel naar binnen werken (eetbuien). Het eetgedrag is dan ontremd, gedisinhibeerd.

Een dergelijke disinhibitie of ontremming kan ook optreden als gevolg van angst of depressie of door een overmatig gebruik van alcohol, maar dit effect kan ook kunstmatig in het psychologische laboratorium worden opgewekt. Dit gebeurde in de inmiddels klassiek geworden milkshake-experimenten van Herman en Mack (1975). Proefpersonen werd gevraagd de smaak van roomijs te beoordelen. Een deel van de proefpersonen had daaraan voorafgaand al één of twee milkshakes moeten drinken ('preload'). Mensen die niet aan de lijn deden – dit was van tevoren vastgesteld met behulp van de Restraint Scale-vragenlijst – aten, heel logisch, minder ijs als ze al vol milkshake zaten. Maar mensen die wel aan de lijn deden, aten juist heel veel ijs na de milkshake(s), met het idee: deze dag is toch al verpest, dus maakt het niet meer uit. Vooral als de lijners dachten dat de milkshake hoogcalorisch was, aten zij veel ijs, terwijl het werkelijke calorische gehalte van de preload er nauwelijks toe bleek te doen. De milkshake doorbrak (disinhibeerde) bij de lijners als het ware de cognitieve, zelfopgelegde beperking (inhibitie) ten aanzien van de inneming van voedsel.

---

[1] Zo bleek de acteur en presentator Edo Brunner in het televisieprogramma *Pavlov: Waarom ben ik zo dik?* na onderzoek in de Maastrichtse respiratiekamer over een trage ruststofwisseling te beschikken (zie ook: Strien 2017, blz. 59, 60).

Dit experiment is herhaaldelijk gerepliceerd, met dezelfde resultaten; voor een overzicht zie Ouwens 2005. De bevinding dat juist lijners dit vreemde overeetgedrag laten zien, is een mogelijke verklaring voor het verschijnsel dat zoveel lijners niet op hun lagere lichaamsgewicht kunnen blijven en uiteindelijk juist vaak in gewicht toenemen.

Inderdaad blijkt lijnen gewichtstoename en overgewicht te voorspellen. Zo bleek uit een meerjarenstudie bij een representatieve Nederlandse steekproef dat de personen die op het eerste meetpunt aangaven aan de lijn te doen, na drie jaar significant zwaarder waren dan de personen die aangaven nooit aan de lijn te doen (Strien 2017). Bij de vrouwen bleek bovendien dat ook de lijnschaal van de NVE gewichtstoename na drie jaar voorspelde. Dit is opmerkelijk omdat deze schaal vooral ingehouden eten meet: minder eten dan je zou willen om op gewicht te blijven of af te vallen (zie kader 1 voor een aantal van de vragen uit de NVE). Zelfs deze 'verstandige manier van lijnen' voorspelde dus bij de vrouwen gewichtstoename na drie jaar.

Ook de manier waarop iemand aan het lijnen is, kan het succes op lange termijn van het lijngerichte eten bepalen. Zo heeft een flexibele manier van lijngericht eten meer kans op succes dan wanneer de dieetregels strikt en rigide worden toegepast. Het eten van één verboden stukje chocolade kan in dat laatste geval al tot het mislukken van het lijnen leiden: 'Mijn dieet is toch al verpest. Laat ik het er maar van nemen.' Lijnen, op deze manier uitgeoefend, hangt samen met fluctuatie van het lichaamsgewicht. Ook gelden diëten als risicofactor voor het ontstaan van eetstoornissen als bulimia nervosa (Strien 2013, 2017).

In antwoord op de mogelijkheid dat lijnen in sommige gevallen erger is dan de kwaal, zijn verschillende vormen 'undieting'-programma's ontwikkeld geënt op het boek *Breaking the diet habit* door Polivy en Herman (1983). In dit soort programma's leren cliënten in groepsverband te stoppen met risicovolle manieren van lijngericht eten, weer in contact te komen met de eigen gevoelens van honger en verzadiging, en het lijngerichte eetgedrag te vervangen door normaal eetgedrag: drie maaltijden per dag met verstandige tussendoortjes. Ook in meer recente bewegingen als 'Health at Every Size en Intuitive eating' staan acceptatie van het eigen (dikke) lichaam, een gezond en normaal eetpatroon en voldoende beweging centraal.

5.4   Nederlandse Vragenlijst voor Eetgedrag (NVE)

Met behulp van de Nederlandse Vragenlijst voor Eetgedrag (NVE) kunnen huisartsen, diëtisten of psychologen bij cliënten met een eet- of gewichtsprobleem vaststellen of een dieettherapie kans van slagen heeft of dat slechts van een (dialectische) gedragstherapie baat te verwachten is.[2]

---

[2]In dialectische gedragstherapie '… worden onopgeloste spanningen binnen het gevoels- en gedachteleven van de patiënt beurtelings geaccepteerd en aangepakt – vandaar de term "dialectisch"' (Strien 2017, blz. 115).

De NVE bevat 33 vragen (items), waarvan er tien de schaal voor lijngericht eetgedrag vormen, tien voor extern gericht eetgedrag en dertien voor emotioneel eetgedrag. In kader 1 is een aantal voorbeeldvragen uit elk van de drie schalen te zien. Elk van deze schalen heeft een grote mate van betrouwbaarheid en validiteit (Strien 2015a) en volgens de COTAN (Commissie Testaangeleden Nederland van het NIP) scoort de NVE op alle beoordelingsaspecten voldoende of goed (COTAN 2013). De vragenlijst kan zowel individueel als groepsgewijs worden afgenomen, zowel op papier als digitaal. Het invullen duurt maximaal tien minuten. Ook het bepalen van de scores op de schalen is een eenvoudige handeling die niet veel tijd hoeft te kosten. Bij de digitale afname worden de scores automatisch berekend.

Om te bepalen of een bepaald soort eetgedrag bij iemand in vergelijking met andere mensen meer of minder voorkomt, zijn er normtabellen, uitgesplitst naar geslacht en leeftijdscategorie, beschikbaar. De oorspronkelijke normtabellen uit 1986 zijn inmiddels vervangen door geheel nieuwe normtabellen, met daarin verwerkt gegevens van meer dan 10.000 respondenten (Strien 2015a). Door de persoonlijke score op een schaal te vergelijken met de scores van de best passende normgroep op die schaal kan men bepalen of iemands score in vergelijking met de normgroep laag, gemiddeld of hoog is. Bij de digitale afname vindt de vergelijking met de best passende normgroep automatisch plaats, en wordt, eveneens automatisch, een rapport opgesteld. Het rapport geeft behalve de antwoordstatistieken ook een interpretatie van deze antwoordstatistieken (zie de voorbeeldrapporten op de website van Hogrefe).

Kader 1. Voorbeeldvragen NVE

Hier staat een aantal voorbeeldvragen uit de Nederlandse Vragenlijst voor Eetgedrag (NVE). Bij de beantwoording van de vragen wordt een vijfpuntsschaal gebruikt, variërend van nooit (1) tot zeer vaak (5).

Schaal voor emotioneel eetgedrag

– Als u geïrriteerd bent, hebt u dan zin om iets te eten?
– Als u ongerust, bezorgd of gespannen bent, hebt u dan zin om iets te eten?

Schaal voor extern eetgedrag

– Als u langs een bakker loopt, krijgt u dan zin om iets lekkers te kopen?
– Als u iets lekkers ziet of ruikt, krijgt u dan trek?

Schaal voor lijngericht eetgedrag

– Eet u om niet dikker te worden met opzet wat minder?
– Hoe vaak slaat u aangeboden eten en drinken af omdat u aan uw gewicht wilt denken?

De complete set van de NVE is te bestellen bij Hogrefe, Amsterdam: www.hogrefe.nl.

Op basis van het gevonden eetgedrag kan aan de hand van een beslisboom de juiste behandelingsstrategie worden bepaald (Strien 2015a). Voor personen met een sterke mate van emotioneel en/of extern eetgedrag is individuele therapie of groepstherapie door een geregistreerde psychotherapeut of gedragstherapeut de enige oplossing. Daarbij moet rekening worden gehouden met het specifieke karakter van het eetprobleem (Strien 2015a). Mensen zonder sterke neiging tot emotioneel en/of extern eten kunnen prima op een dieet, omdat van hen wél een goede respons op een dieet te verwachten is.

Een uitzondering vormen de personen met een hoge score op lijngericht eten bij wie het dieet eerder was mislukt. Bij deze cliënten dient de diëtist zich bewust te zijn van de al eerder genoemde problemen bij het lijnen zelf, zoals verlaging van de rust-stofwisseling of disinhibitie van het eetgedrag.

5.4.1 Slagingskans dieet

Wanneer men bij een dieet rekening houdt met de mate waarin iemand neigt tot overeten (emotioneel en/of extern eten) is het mogelijk te bepalen of het dieet kans van slagen heeft. Het onderscheid tussen succesvolle en niet-succesvolle lijners was valide. Zo bleken succesvolle lijners (zoals geclassificeerd met de NVE) inderdaad beter in staat een dieet vol te houden en minder gewichtsfluctuatie te tonen dan de lijners die als niet-succesvol waren geclassificeerd; ook namen zij in verschillende experimentele onderzoeken significant minder voedsel tot zich (Ouwens 2005).

In een ander onderzoek bleek de neiging tot overeten het succes op lange termijn van een vermageringsinterventie bij cliënten met diabetes mellitus type II goed te voorspellen. Ongeveer de helft van de cliënten was na vier jaar zwaarder dan ten tijde van de diagnose en deze gewichtstoename werd significant voorspeld door de scores op de twee NVE-schalen voor emotioneel en extern eten bij de diagnose (Strien 2015a).

5.4.2 Het meten van eetgedrag bij kinderen

Er bestaat ook een NVE voor kinderen van 7 tot 12 jaar, de NVE-K (Strien 2015b). Met dit leeftijdsbereik is de vragenlijst geschikt voor kinderen van de basisschool die (normaal gesproken) zelf kunnen lezen. De vragenlijst bestaat uit een ouderrapportage en een kindrapportage, waardoor inzicht in beide perspectieven kan worden verkregen. De NVE-K bestaat uit twintig vragen.

- Zeven vragen gaan over emotioneel eten, bijvoorbeeld: Als er iets fout gaat, krijg je dan zin om iets te eten?
- Zes vragen gaan over extern eten, bijvoorbeeld: Als je langs een snoepwinkel komt, krijg je dan zin om iets te eten?
- En zeven vragen gaan over lijngericht eten, bijvoorbeeld: Eet je expres wat minder om niet dikker te worden?

De ouders geven op elke vraag antwoord op een vijfpuntsschaal, met antwoorden variërend van nooit tot zeer vaak. In de kindrapportage zijn de antwoordopties beperkt tot drie: nee, soms, ja.

Vanaf 8 jaar kunnen de meeste kinderen de lijst zelfstandig invullen, maar bij de kinderen van 7 jaar lijkt het raadzaam iedere vraag hardop voor te lezen en voorbeeldsituaties te noemen wanneer een kind een vraag niet begrijpt (wat vooral voorkomt bij vragen over emotioneel eten). Bij de vraag 'Als er iets fout gaat...' kunt u als voorbeelden geven: 'Als een tekening maar niet wil lukken', of 'als de voetbal maar niet in het doel wil gaan'.

Er zijn normtabellen voor jongens en meisjes vanaf 7 jaar, uitgesplitst naar sekse en leeftijdscategorie. De normtabellen voor de kindversie zijn berekend op basis van gegevens van 744 jongens en 755 meisjes uit de groepen 4 tot en met 8 van acht verschillende basisscholen in Gelderland (Nijmegen en Apeldoorn). De normgroep ouders bestond uit 606 ouders (van 303 zonen en 303 dochters, gelijkmatig gespreid over de leeftijden), representatief voor de Nederlandse bevolking wat betreft etniciteit, niveau van opleiding en regio (Strien 2015b). Zowel de ouder- als de kindversie van de NVE-K kunnen ook digitaal worden afgenomen, waarna automatisch schaalscores worden berekend en op basis van vergelijking van deze schaalscores met de normscores een rapport wordt opgesteld.

5.5 Toepassing van de NVE

5.5.1 Doelgroep

De NVE helpt voorspellen of een cliënt een potentieel succesvolle of niet-succesvolle lijner is. Daarnaast is het instrument bedoeld voor cliënten bij wie het niet lukt met een caloriebeperkt dieet blijvend gewicht te verliezen. Na een aanvankelijk succesvol gewichtsverlies kwamen de cliënten geleidelijk weer in gewicht aan en uiteindelijk bereikten zij weer hun uitgangsgewicht en werden soms zelfs zwaarder dan dat. Zeker als dit bij iemand herhaaldelijk voorkomt is het wenselijk met behulp van de NVE op zoek te gaan naar mogelijke verklaringen voor de gewichtstoename na aanvankelijk succesvol gewichtsverlies. Omdat bij deze laatste doelgroep zowel de diëtist als de cliënt het meest tot afname van de NVE gemotiveerd zullen zijn, zal de hieronder beschreven werkwijze vooral op deze laatste doelgroep zijn toegesneden.

5.5.2 Werkwijze

Idealiter gaat de diëtist te werk volgens het methodisch handelen, een praktijkge-
richte methode voor het nemen van beslissingen ten aanzien een plan van aanpak
geënt op de regulatieve cyclus van hoogleraar arbeids- en organisatiepsychologie
P.J. van Strien (1986). Hierbij worden de volgende fasen doorlopen:

- probleemstelling (het diëtistisch onderzoek);
- diëtistische diagnose;
- behandelplan;
- evaluatie.

In het methodisch handelen volgt na de evaluatie een afsluiting, maar in de praktijk blijkt de werkwijze van de diëtist gezien het lage percentage deelnemers met
blijvend gewichtsverlies een cyclisch proces, zodat de cyclus bij gewichtstoename
weer opnieuw moet worden doorlopen.

Het probleem is: de cliënt wil afvallen, maar het vermageringsdieet had eerder
geen blijvend resultaat. De NVE kan vervolgens worden ingezet om de diagnose
te stellen naar mogelijke verklaringen voor dit eerdere mislukken en om een plan
van aanpak op te stellen voor een interventie met een beter perspectief op blijvend
resultaat.

De NVE wordt bij bovengenoemde cliënten tijdens het eerste consult van het
hernieuwde contact afgenomen. In het eerstvolgende gesprek worden de scores op de verschillende schalen met de cliënt besproken. De diëtist neemt met de
cliënt mogelijke verklaringen voor het eerdere mislukken van het dieet door en
probeert, indien een doorverwijzing (via de huisarts) naar een psycholoog of een
ggz-instelling is geïndiceerd, de cliënt voor zo'n doorverwijzing te motiveren. Het
samen nogmaals doorlopen van de antwoorden op de verschillende vragen van de
NVE kan helpen de motivatie tot zo'n doorverwijzing te verhogen. Ook als een
doorverwijzing niet blijkt te zijn geïndiceerd, kan het samen doorlopen van de antwoorden op de NVE de cliënt voorbereiden op mogelijke moeilijke momenten tijdens de behandeling door de diëtist.

Vervolgens vindt de interventie plaats (door 'de psycholoog' of door 'de diëtist'), waarna de evaluatie volgt: had de interventie het gewenste resultaat? Is het
antwoord 'nee', dan wordt de cyclus opnieuw doorlopen.

Voor het bepalen van het succes van de interventie op de langere termijn wordt
de evaluatie idealiter na een halfjaar, een jaar, twee jaar en vier jaar herhaald, bij
voorkeur in combinatie met een *boostersessie* – een sessie waarin de belangrijkste
aspecten van de interventie worden herhaald. Dit om het kortetermijnresultaat van
de geïndiceerde interventie beter te laten beklijven.

5.5.3 Behandeling op maat

De NVE laat zien welke gerichte aanpak het best zal werken. Bij mensen bij wie een dieettherapie herhaaldelijk is mislukt, zal dit in veel gevallen betekenen dat de diëtist de cliënt moet doorverwijzen. Als een cliënt in vergelijking met de qua leeftijdscategorie en sekse best passende normgroep hoog tot zeer hoog op de schaal voor emotioneel eten scoort, heeft het voorschrijven van een vermageringsdieet geen enkele zin, ja, is het zelfs contra-geïndiceerd. Vanwege de hoge samenhang van emotioneel eten met de DSM-5-stoornissen atypische depressie en eetbuistoornis hoort de behandeling van emotioneel eten in de ggz thuis. In dat geval stuurt de diëtist de cliënt terug naar de huisarts voor een doorverwijzing naar een psycholoog of gedragstherapeut met specifieke kennis van de behandeling van emotioneel eten.

Zo lijkt een geschikte behandeling voor emotioneel eten en de daarmee samenhangende eetbuistoornis, de voor eetbuistoornis aangepaste dialectische gedragstherapie van Linehan (Strien 2017). Dit is een gedragstherapie in groepsverband waar, onder leiding van twee psychotherapeuten, vaardigheden voor gerichte aandacht (mindfulness), tolerantie voor stress en adequate emotieregulatie worden aangeleerd. Een pilotstudie bij 35 patiënten met een follow-up na zes maanden bij de GGZ Oost-Brabant liet bij 80 % van de patiënten een gewichtsverlies of gewichtshandhaving zien (Roosen et al. 2012). Dit resultaat is opmerkelijk, omdat het hier niet om voedingsadviezen of een caloriebeperkt dieet ging. Bovendien was het gewichtsverlies bij de follow-up na zes maanden bij veel van de patiënten nog hoger dan onmiddellijk na de therapie. Dialectische gedragstherapie (zie voetnoot 2) voor (subklinische vormen van) eetbuistoornis wordt op dit moment in Nederland in verschillende ggz-instellingen aangeboden, namelijk de GGZ Oost Brabant en Amarum (vestigingen in Zutphen en Nijmegen). Maar ook andere vormen van therapie kunnen worden ingezet, mits deze voldoende aandacht schenken aan de emotieregulatieproblematiek die aan het emotionele eten ten grondslag ligt (zie verder: Strien 2017). Ook als de cliënt daarnaast hoge scores heeft op extern eten en lijngericht eten (de laatste combinatie kan wijzen op het bestaan van bulimia nervosa) is een doorverwijzing naar een psycholoog/psychotherapeut geïndiceerd.

Ook cliënten met een hoge score op extern eten, zonder een hoge score op emotioneel eten kunnen het best worden terugverwezen naar een huisarts voor een doorverwijzing naar een BIG-geregistreerde psycholoog, dit keer met als specialisatie gedragstherapie. Maar ook bij cliënten met een hoge score op lijngericht eten – deze hoeven niet te worden doorverwezen naar een psycholoog of psychotherapeut – dient de diëtist zich, als het dieet eerder is mislukt, bewust te zijn van mogelijke problemen en valkuilen bij het lijnen zelf. Fysiologisch kan een cliënt behept zijn met een trage rust-stofwisseling, waardoor de voorgeschreven reductie in energie-inname grotendeels weer ongedaan wordt gemaakt. De diëtist dient zich ervan bewust te zijn dat bij dit soort cliënten geen sprake is van gebrek aan therapietrouw! Ook kunnen cliënten door al hun gelijn het contact met hun gevoelens van honger en verzadiging zijn kwijtgeraakt. Ten slotte kan voor cliënten met een rigide, alles of niets-manier van lijnen, het eten van één verboden koekje al aanleiding zijn om het dieet voor die dag maar te laten voor wat het is. In dit soort gevallen is het raadzaam de cliënt, zo nodig met de hulp van een gedragstherapeut, een wat flexibeler manier van lijnen aan te leren.

Voor gevallen waar blijvend gewichtsverlies om wat voor redenen dan ook niet haalbaar blijkt, geeft de Wereldgezondheidsorganisatie het advies het bestaande (over)gewicht proberen te handhaven en verdere gewichtstoename proberen tegen te gaan (WHO 2000). Voor de diëtist betekent dit dat hij/zij pas op de plaats maakt en de cliënt ondersteuning biedt om het huidige gewicht op een gezonde manier te handhaven en het eetpatroon te verbeteren door de cliënt te leren wat een normaal en gezond eetpatroon is. Een ander aandachtspunt is, zo nodig met de hulp van een bewegingstherapeut, de lichamelijke activiteit te vergroten door het geven van een persoonlijk beweegadvies met als doel de Nederlandse Norm Gezond Bewegen te halen: minimaal vijf dagen per week minstens een halfuur matig intensief bewegen. Niet alleen sporten, maar ook fietsen, wandelen, huishoudelijke klusjes, de hond uitlaten of tuinieren dragen bij tot een actiever leefpatroon. Voldoende lichamelijke beweging is niet alleen maar goed voor het lichaam, maar ook voor de geest.

Kader 2. Adviezen
Enkele adviezen bij emotioneel eten

- Houd een eetdagboekje bij met daarin de eetmomenten en wat u daarbij voelt. Hierdoor krijgt u inzicht in de moeilijke momenten.
- Zoek afleiding als u zich gestrest, boos of verdrietig voelt. Maak een lange wandeling of ga in uw tuin of op het balkon werken.
- Verhoog uw positieve gevoelens door iets te doen voor een goed doel en behulpzaam en aardig te zijn voor anderen.
- Bekijk de wereld met een lichte glimlach.
- Sporten en bewegen is niet alleen goed voor het lichaam, maar ook voor de geest.

Enkele adviezen bij extern eten

- Doe boodschappen met een volle maag, bijvoorbeeld na het ontbijt of de lunch.
- Eet op een vaste plaats en op vaste tijdstippen, bijvoorbeeld aan de keukentafel rond 18:00 uur.
- Eet niet, terwijl u iets anders doet.
- Probeer iedere hap bewust te proeven en kauw goed.
- Kook afgepaste hoeveelheden, zodat u niet in de verleiding komt om meer te eten.
- Wanneer u uit eten gaat, bedenk dan van tevoren wat u gaat eten. Lees bijvoorbeeld op internet wat het menu is van een restaurant en maak vooraf een keuze.

Enkele adviezen bij lijngericht eten

- Goede of slechte voedingsmiddelen bestaan niet. U kunt wel een goed of een slecht eetpatroon hebben.
- Eten voorziet u van voedingsstoffen die u helpen zich goed en fit te voelen.
- Wanneer u meer dan 0,5 tot 1 kilo per week afvalt, eet u te weinig.
- Geef uzelf een compliment als het goed gaat.
- Als u gek bent op chocolade, sta uzelf dagelijks één blokje chocolade toe, dat u genietend opeet.

Meer adviezen zijn te vinden in *Afvallen op maat. Een methode met blijvend resultaat.*

Bron: Van Strien (2017).

Ten slotte, als de score op lijngericht eten laag is, kan het eerdere mislukken van het dieet mogelijk toegeschreven worden aan gebrek aan motivatie om het voorgeschreven dieet trouw te volgen. Misschien stonden bepaalde levensgebeurtenissen het navolgen van het dieet in de weg, misschien ook ondervond de cliënt te veel vervelende bijwerkingen van het dieet: honger, duizeligheid, slapte. In dergelijke gevallen is het belangrijk dat een diëtist zich als een coach opstelt: iemand die de cliënt niet alleen advies geeft, maar de cliënt ook ruimte geeft om zelf een manier te bedenken om de adviezen toe te passen. Samen met de cliënt wordt dan een plan voor gedragsverandering gemaakt (Vocking 2006).

Gezien de neveneffecten van het lijnen en het gebrek aan langetermijnsucces van een vermageringsdieet meen ik dat we met een dieet niet langer meer een bepaald streefgewicht moeten najagen (zie ook Mann et al. 2007). In plaats daarvan zouden we ons tot doel kunnen stellen dat de cliënten een gezond en normaal eetpatroon hebben, voldoende bewegen en 'goed in hun vel zitten'. Deze einddoelen geven mogelijk een beter perspectief op lichamelijk en geestelijk welbevinden en, uiteindelijk, gewichtsverlies. Een coachende diëtist zou de cliënt kunnen helpen deze doelstellingen te bereiken (Vocking 2006).

5.5.4 Multidisciplinaire behandeling

De NVE laat zien welke gerichte aanpak het best zal werken. Dat kan in veel gevallen betekenen dat de diëtist de cliënt doorverwijst naar een andere hulpverlener. De rol van de diëtist hoeft in dat geval niet uitgespeeld te zijn, want behalve bij de aanpak van problemen met de emotieregulatie en het herkennen en benoemen van emoties of de gedragsverandering rond externe prikkels, is de cliënt gebaat bij het verbeteren van de leefstijl.

5.6 Conclusie

De Nederlandse Vragenlijst voor Eetgedrag maakt het mogelijk bij elke cliënt te bepalen van welk soort therapie het meeste heil te verwachten is: dieettherapie of (dialectische) gedragstherapie.

De NVE is niet alleen nuttig voor de cliënt. De NVE sluit ook goed aan bij de verschuiving naar meer 'evidence-based' werken door de diëtist. Met evidence-based practice wordt bedoeld dat de te kiezen strategie wordt getoetst aan wetenschappelijk onderzoek. Deze manier van werken is gericht op kwaliteitsverbetering, doelmatigheid en effectiviteit.

Referenties

American Psychiatric Association (APA) (2013). *Diagnostic and statistical manual of mental disorders. DSM-5.* Arlington: APA.

Blair, A. J., Lewis, V. J., & Booth, D. A. (1990). Does emotional eating interfere with success in attempts weight control? *Appetite, 15,* 151–157.

Bruch, H. (1964). Psychological aspects in overeating and obesity. *Psychosomatics, 5,* 269–274.

Commissie Testaangelegenheden Nederland (COTAN) (2013). *Beoordeling Nederlandse Vragenlijst voor Eetgedrag, NVE.* Utrecht: COTAN/NIP.

Gold, P. W., & Chrousos G. P. (2002). Organisation of the stress system and its dysregulation in melancholic and a-typical depression: High vs low CRH/NE states. *Molecular Psychiatry, 7,* 254–275.

Herman, C. P., & Mack, D. (1975). Restrained and unrestrained eating. *Journal of Personality, 43*(4), 647–660.

Major, G. C., Doucet, E., Trayhurn, P., Astrub, A., & Tremblay, A. (2007). Clinical significance of adaptive thermogenesis. *International Journal of Obesity, 31,* 204–212.

Mann, T., Tomiyama, A. J., Westling, E., et.al. (2007). Medicare's search for effective obesity treatments: diets are not the answer. *American Psychologist, 62,* 220–233.

Oliver, G., Wardle, J., & Gibson, E. L. (2000). Stress and food choice: A laboratory study. *Psychosomatic Medicine, 62,* 853–865.

Ouwens, M. (2005). *The disinhibition effect.* Proefschrift. Nijmegen: RU Radboud Universiteit.

Polivy, J., & Herman C. P. (1983). *Breaking the diet habit. The natural weight alternative.* New York: Basic Books.

Rodin, J. (1981). Current status of the internal-external hypothesis for obesity. *American Psychologist, 36,* 361–372.

Roosen, M. A., Safer, D. L., Adler S., Cebolla A., & Strien T. van (2012). Group dialectical therapy adapted for obese emotional eaters: A pilot study. *Nutrición Hospitalaria, 27*(4), 1125–1131.

Strien, P. J. van (1986). *Praktijk als wetenschap. Methodologie van het sociaal-wetenschappelijk handelen.* Assen: Van Gorcum.

Strien, T. van (2013). *Emotioneel eten* (oratie). Amsterdam: Vrije Universiteit.

Strien, T. van (2015a). *Nederlandse Vragenlijst voor Eetgedrag. Handleiding.* Amsterdam: Hogrefe.

Strien, T. van (2015b). *Nederlandse Vragenlijst voor Eetgedrag bij kinderen. Handleiding.* Amsterdam: Hogrefe.

Strien, T. van (2017). *Afvallen op maat. Een methode met blijvend resultaat*. Amsterdam: Hogrefe.

Vocking, Y. (2006). *Jouw personal health coach*. Utrecht: Kosmos.

WHO (World Health Organisation) (2000). *Obesity: Preventing and managing the global epidemic*. In: WHO Technical report, series 894, volume 8894, issue I-XII, pp. 1–253. Geneva: World Health Organisation.

Printed in the United States
By Bookmasters